# 続・月の癒《いや》し

## 「自然のリズム」と共に生きる

ヨハンナ・パウンガー
トーマス・ポッペ
小川捷子 訳

# 読者のみなさまへ

ヨハンナ・パウンガー
トーマス・ポッペ

本を書くということは、独り立ちしてやっていけるようにと願いながら子どもを育てるようなものです。

幸い本書は、１９９３年に発行された『月の癒《いや》し　自分の力で』の続編として、２００４年の発売後、立派に成長してくれて、多くの読者を得ることができました。生みの親であるわたしたちは誇らしい気持ちです。

そして、わたしたちがこの本でお伝えしたことは、いまなおすべてが有効であり、変更すべき点は何一つありません。

けれども、いくつかの憂うべき事態にブレーキをかける事は出来ませんでした。たとえば、大規模農業による環境破壊や農薬によるミツバチの大量死、自然に疎い政治家たちによる過剰な規制などです。

遺伝子組み換えの作物に関わっている人たちと、栄養の不足や不適切な食生活からくる不快な症状を抑える医薬品に関わっている人たちは、いまや同じ側にいるのです。そして医学はあいもかわらず、正しい治療や役に立つ情報を提供しようとはせず、症状を抑えることに専念しています……。読者の皆さんがおちこむことのないよう、このあたりでやめておきましょう。そんなことより、よいお知らせを。たとえば——、

**●不快な症状の多くは、食生活に原因があることがしだいにわかってきました。**

女性のぜい肉、男性の薄毛、リウマチ、弱視、神経性皮膚炎、骨粗鬆症《こつそしょうしょう》、関節炎などは誤った食事の結果です。そこには、遺伝的に条件づけられたものは何一つありません。なぜなら、遺伝するのは、食事の取り方や行動の仕方、ものの考え方だからです。けれども、これらは良い方へと変えることができます。

**●動物性タンパク質とほとんどの糖質は、わたしたちの身体には合いません。**

身体にいい食べ物とは、自然に即して作られたオーガニックなもので、なによりわたしたちの住んでいる所の近くでとれたものです。

そういう食べ物をとることで、ほとんどすべての病気を防ぐことができるだけでなく、それどころか治すこともできるのです。

## ●動物性タンパク質を含まない食べ物を作れば、環境問題の多くは解決するでしょう。

すべての穀物のうち、70％以上が動物の飼料になっており、1キロの牛肉を手に入れるためには、広大な放牧地はもちろんのこと、10キロの穀物と1万リットルの飲料水が必要になります。

もし世界の肉の消費量が10％減れば、そのために空いた場所で穀物や野菜を育てることができるようになり、何世紀も先まで、世界中の人たちの食べものが得られるからです。

ベジタリアン*（菜食主義者だが卵や乳製品は食べる）やヴィーガン（完全菜食主義者）が増えているのはふしぎではありません。果物や野菜、豆類、ナッツを基本にした食生活は、現代のおしゃれな食事よりもはるかに健康的だからです。

学者たちは、ずっと昔からそれを知っています。ただ彼らはそれを広めるために肉や魚、砂糖などを扱う企業や業者のように莫大な広告費を使うことができません（これらの費用は、実はわたしたち消費者によってまかなわれていることをお忘れなく）。

＊一般にベジタリアンは、動物由来のタンパク質（卵やチーズ）を肉食をする人たちより多くとっているため、長い間には健康を害することがあります。

しかしながらヴィーガンの食生活には、決定的な欠点が1つあります。それは個人の体質を無視していることです。

人間の体質は、大きく2つに分けられます。わたしたちはこれを「アルファタイプ」と「オメガタイプ」と名付けました。これこそが本書の重要なテーマです。

これら2つのタイプには多くの異なる特性がありますが、なかでも重要なのは、アルファタイプには動物性脂肪のほうが合うことです。けれどもヴィーガンの食事法では、動物性脂肪をとることは一切認められていません。ですからこの点で問題があるのです。

わたしたち人間の体質には2種類あるということが、なぜほとんど知られていないのでしょうか？　その理由はおそらく、それを知らないことによって生ずる不具合が人によってまったく違っていることだと思われます。

ある人はすぐに具合が悪くなるのに対して、別の人は長い間たってようやくその影響が現れる。ある人はアレルギーになり、ある人は喘息《ぜんそく》になる。またある人は関節が痛む。かと思うと腎臓を悪くする人もいる、そのほかコレステロール値が高くなる、ガスが溜まるなどなど。しかも、これらの不快な症状は何十年も経《た》ってからようやく現れることが珍しくありません。

読者がどちらのタイプなのかを判断しようとすると、こんなふうにいわれることもよくありますーーいいえ、具合が悪いのはチーズのせいじゃありません。もう20年このかた毎日食べてるんですから。

アルファ・オメガの2つの体質があることを知れば、いろいろなことがわかります。ケーキを食べても太らない人がいるいっぽう、それこそ「見ただけ」でも太ってしまう人がいるのはなぜ？　健康に良いはずのオレンジジュースで胸焼けを起こす人やりんごを消化できない子供たちが大勢いるのは？　しっかり食事をしたあとは長い間何も食べなくても平気な人と、絶えず何かちょこちょこと口にしている人がいるわけは？

85歳の誕生日を元気で迎えて、これから何をして過ごそうと考えるか、60歳で痛風に苦しみ、げっそりして将来を諦めるのか……。どちらを選ぶかを決めるのはあなたです。

本書は、自立し、自分に責任を持って生きていくためのお手伝いをします。どうかご自分の身体に合うものを食べてくださいーーこれにしなさいといわれたものではなく。

まずはやってみてください。遅くとも数日後には好ましい変化が現れるはずです。こうして手に入れた人生と、その喜びを、あなたはもう二度と手放そうとはしないでしょう。

# 『続・月の癒《いや》し――「自然のリズム」と共に生きる』 もくじ

## 第2章　月のリズムによる食事法

# 著者まえがき

ヨハンナ・パウンガー

この数年、わたしは、さまざまな人たちから、くりかえしこう聞かれました。

「どうしてそんなに、いろんなことを知っているのですか？　月のこと、健康のこと、子どもの教育のことなど……」

そのたびに、わたしは顔が赤くなりました。なぜって、自分を含め、わたしたち人間が、いかに物を知らないか、それこそが、わたしがいつも感じていることだからです。

物心ついたときからわたしは、好奇心の塊《かたまり》でした。

そして、わたしの好奇心はいつも、物事の部分ではなく、全体、そして全体と部分との関係に向けられていました。そういう物の見方が時流に逆らっているのだと知ったのは、ずっとあとになってからです。だれもが、個々の事物についてきっちりと知ろうとするのをよそに、いつもわたしは、それらのつながりに目を向けていました。

具体的に言えば、同じ病気にかかっている人たちには、なぜ、生活環境を始め、職業、物の見方、服や色の好み、人生に対する不満など、たくさんの共通点があるのだろう、といったようなことです。なかでもわたしが注目したのは、食生活の習慣でした。

子どもの頃、わたしは、よくほかの子たちと賭けをしました。レストランで、人が何を注文するかをあてるのです。たいていわたしが勝ちました。わたしにとって幸運だったのは、きょうだいが大勢いたこと、そして祖父母もいっしょの大家族で育ったことです。おかげで、日々の暮らしの中から、人間や自然について学ぶことができました。

そうは言っても、ずいぶん長い間、わたしはそういうことを忘れていたのですが、あるとき、いつの間にか、ふたたび自分の感覚、うまれつきの勘に従って暮らしている自分に気がついたのです。

あなたは子どものころに大嫌いだった食べ物は、大人になったからといって、食べなければならないわけではありません。もちろん、あとから好きになったのならかまいませんが、子どものときに好きだったもので、身体に合った食べ物を食べてください。

この本で、わたしたちがお伝えすることは、これまでの「栄養学」や「健康法」とは、まるで違っていることでしょう。大切なのは、自分がどうありたいかをイメージして、そうなるようにと願うことです。

この本が、あなたの健康で幸せな暮らしのお手伝いができますように！

トーマス・ポッペ

妻のヨハンナから、はじめて「緑茶を飲んでみて」と言われたとき、わたしはそれがどんな結果になるのか、見当もつきませんでした。わたしは、これまでの人生で、とりわけ健康に気をつけて生きてきたわけではありません。食べたいものを食べていたのです。たとえ、これは身体によくないのでは、と感じていたとしても。

ある時は、夜中の12時に山盛りのスパゲティ、またある時は、やはり夜中の2時に脂肪分の多いヨーグルトを3つ、そうかと思うと、明け方の4時に、小エビを載せたオープンサンド。しかもこれらはみな、寝る直前のことです。ただし、たくさんスポーツをしていたせいか、肥満になることはありませんでした。

コーヒーは、わたしの人生における万能薬でした。夜中の2時に飲んでも、ちゃんと眠れました。いま思うと、コーヒーを飲み始めた16歳のころから、毎朝、エンジンのかかり方が遅くなっていたのですが、そういうものだと思っていたのです。

けれども人間は年をとります。妻のヨハンナから緑茶をすすめられたとき、わたしはちょうどあることに気づき、不思議に思っていたところでした。「おかしいんだ。コーヒーを飲むと、ときどきだるくなるんだよ」。するとヨハンナは言いました。

「1週間これをつづけてみて。その結果、やっぱりコーヒーの方がいいとなったら、またコーヒーを飲めばいいわ。もしかすると、あなた、食生活を変える時期にきているのかもしれない……」

1週間、緑茶を飲み（それ以後、二度とコーヒーを飲まなくなりました。30年間も飲んでいたのに……）、それから少しずつ、食事を変えていきました。この本を書くきっかけになったのは、そのときの経験です。

ヨハンナは、食事についていろいろ教えてくれました。わたしたち人間には、ふたつのタイプがあること。それぞれに、全然違うタイプの食事がふさわしいこと。

人間のタイプを、ふたつにわける方法はいろいろあります。

「ブルーカラー」と「ホワイトカラー」、「実行型」と「思索型」、「朝型」と「夜型」など。けれども、これからみなさんにお知らせするのは、これらとは、またべつのものです。

わたしたちはそれを、「アルファタイプ」と「オメガタイプ」と名づけました。

基本となるこのふたつのタイプがわかると、それまでよくわからなかったことが、まるで霧が晴れるようにわかってきます。

どうして人々は、医者に忠告されても、こってりしたケーキや、脂でギトギトの肉を食べるのをやめないのでしょう？　あなたは、このことを考えたことがありますか？　ただおいしいから？　食欲をおさえることができないから？

もちろんそれもあるでしょう。でもそれだけではないのです。「人それぞれ」と昔から言いますが、それとこれとは深い関係があります。

白砂糖や漂白小麦粉は、一般的に言って健康によくありません。けれどもダメージの強さは人によって違います。これまで、白砂糖の害が知られたことが原因で、チョコレート工場やケーキ店がつぶれたでしょうか？　コレステロールが身体に悪いことがわかったのが原因で、ハンバーガースタンドがなくなりましたか？

なるほど、最近になって、売り上げのほうはいくらか減ったかもしれません。それは少しずつ、わたしたちが身体についてふたたび自覚し始めたからです。ありがたいことに、わたしたち人間は、まだ生物としての勘を完全には失っていないのです。

ひょっとするとあなたは、バターが好物で、死ぬまで食べ続けても健康にすごせるかもしれません。でも一方で、それが原因でコレステロールがふえ、具合が悪くなる人もいるのです。

あなたはコーヒーを飲むと、ぼんやりしてしまうかもしれません。でも、そのために元気が出て、90歳まで飲み続けられる人もいます。あなたはパンやクッキーを食べると具合が悪くなるかもしれません。でも、ぱりっと焼けたバゲットなしの朝は考えられない人もいるのです。なぜ、そのような違いが起こるのでしょうか。

わたしたち人間は、一人ひとり大変違っています。ひとまとめにして語ることはできません。最終的には、個々のケースしかありません。

これは、あらゆる点にあてはまります。食事や健康法、肌の手入れなどにも。

とりわけ人間に関すること、それから健康については、統計の出る幕ではありません。「身体によくないもの」を楽しく味わって食べるほうが、太りはしないかとの不安から「身体によいもの」をしぶしぶ食べるよりずっといいのです。

どうぞこの本があなたの役に立ち、喜びをもたらしてくれますように。もしそこに愛情があり、そして本書で述べる「適切な時期」にかなっているなら、身体に悪いものなど、何もないのです。

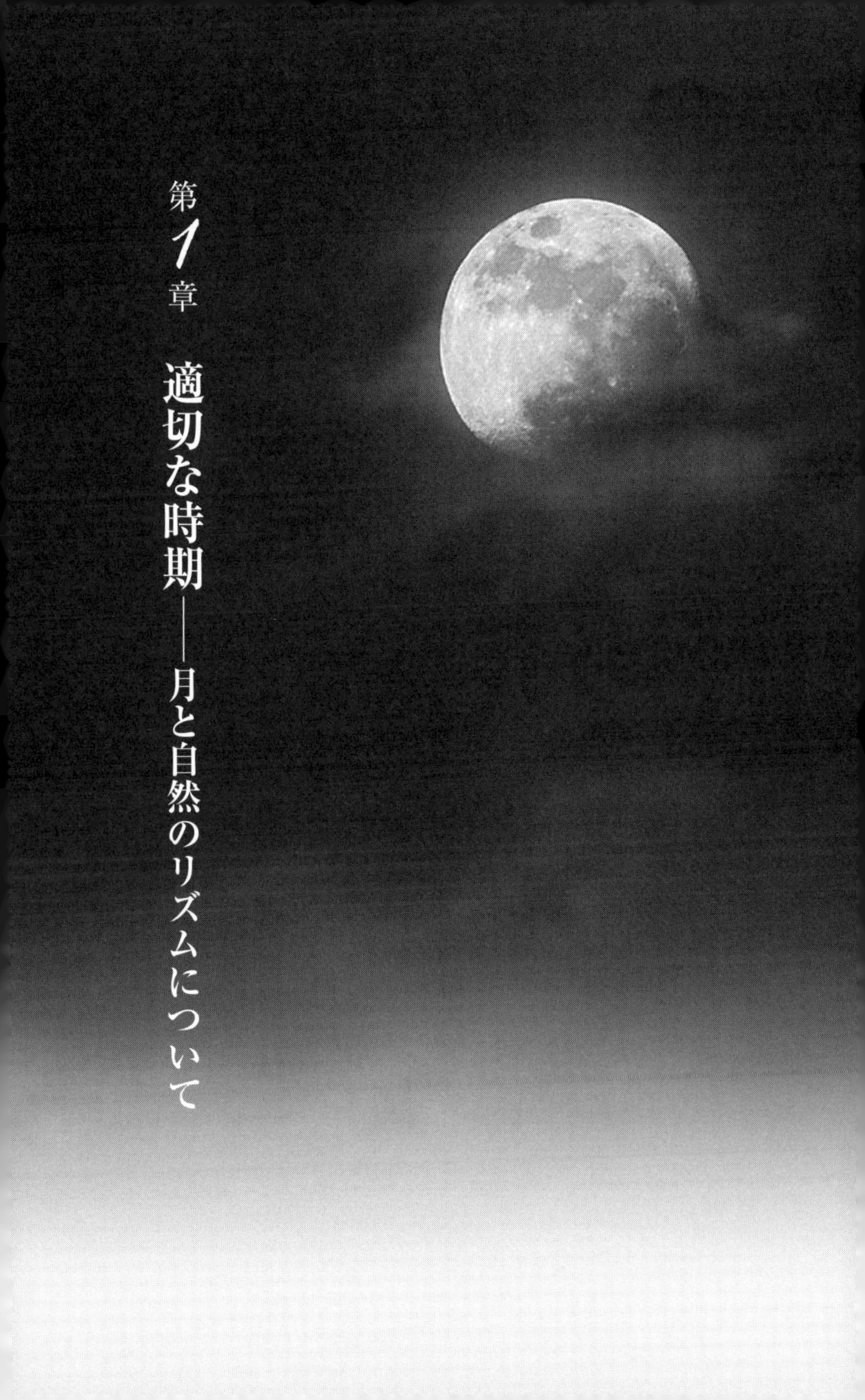

# 第1章 適切な時期——月と自然のリズムについて

## 昔から伝わる、月に関する知識

これまで何千年もの間、わたしたち人間は生き延び、人生をより豊かなものへと導いてきました。それと同時に、昔から伝わる自然からの教えに従い、大切にしてきたのです。ところがなんと、この技術はあっというまに忘れ去られてしまいました。

それはちょうど、鳥が一夜にして飛ぶことを忘れ、「飛ぶ」などということは、時代遅れの迷信だと信じ込んでしまったようなものなのです。もし鷲《わし》が、鷹《たか》にこう言ったらいったい鳥たちはどうなるのでしょう？

「飛ぶ？　うん、それもいいね。でも歩くほうが安全だよ……」

月のリズムによる「適切な時期」についても同じようなことが言えます。

それまで大切に守ってきた、自然や月のリズムについての教えをわたしたちが忘れてしまったことは、人間や自然に大きな損失を与えました。これは、なにもチベットの山奥に伝わる秘法でも何でもありません。世界中に伝わる知恵、北はアラスカから南はニュージーランドまで、世界中の人たちが代々受け継いできたものです。

農業従事者、庭師、治療師、職人、材木商人、これらの人たちは、現代人が「テレビとともに」暮らしているように、「月とともに」暮らしていました。収穫や治療、家の建築、何をするにも、始める前には必ず月の状態を調べたのです。

現代人が、自分の考えや都合で農作業をしたり、洗濯をしたり、歯の治療をしたり、髪を切ったりするのを見たら、祖先は驚いたに違いありません。

自然や動植物の世界を正確に観察し、それらと調和を保って生きてきたわたしたちの祖先は、何をするにも「適切な時期」に従っていました。それは、暮らしのすべての面で言えました。医療に関してもそうです。まだ化学薬品や保存料などのなかった時代、治療師たちは、薬や看護のために使うものを、適切な時期に集めたり作ったりする必要がありました。

ここで、それらを簡単にまとめると……、

**＊日常生活では、多くの事柄が「月のリズム」に影響されている**

木の伐採から料理、食事、パンを焼くこと、牛乳の加工、髪のカット、ガーデニング、肥料をまく、洗濯、手術など。

**＊植物の持つ力は、日々違う**

これを知っていると、作付け、果物の収穫がうまくいきます。ハーブも、ある特定の時期に摘むと、ほかのときより効き目が強く、身体にもよく吸収されるのです。

**＊手術や投薬は、ある決まった日に行うと、ほかの日より効果が期待できる**

（それは薬の質や量、医師の力量とは無関係のことがよくあります）

**＊そのほか、無数の自然の神秘――満潮、干潮、出産、天候、女性の月経などは、月の運行に関係がある**

**＊野生動物は、月の位置に従って行動する**

たとえば鳥は、巣の材料をいつもある決まった時期に集めます。こうすれば、雨が降ってもかわきやすいし、丈夫だからです。

そして、この、ある決まった時期とは、すなわち月の相（満月や、満ちていく月などの月の形）や、このあとお話しする月の星座に関係があるのです。これを記したカレンダーは、オーストリアはもちろんですが、アラスカにもオーストラリアにも、日本（農事暦）にもあります。それにもかかわらず、これらの知識は眠っているのです。

ちょっと気をつけてみれば、あなたの身近でも、いろいろと驚くことがあるはずです。

風にも天気にも、火にも氷にもさらされっぱなしで、600年もたっている農家があるかと思えば、最近建てられた木の家が、数年後には防水加工を施《ほどこ》さなければならなかったりします。

40年以上たっているのに、びくともしない白木の柵。かと思うと、まだ10年そこそこなのに朽ちている柵もあります。どうして、このようなことが起こるのでしょう？　それは木が伐採されたり、加工されたり、使われたりした時期が適切だったかどうかで決まるのです。

昔、森で暮らす農家の人たちは、木を伐採するときには（12月21日～1月6日までがベスト。もちろんほかにも、適した時期はある）、適切な時期を守っていました。

自然は、太陽や月、星によって、わたしたちに「適切な時期」を教えてくれました。

次のページの文章は、前著『月の癒《いや》し　自分の力で』の中の、「適切な時期」に関する内容を引用したものです。すでにこれを読まれていて、もう理解しているという方は、読み飛ばしていただいてもかまいません。

## 満月から満月までの「月の効用」

満月から次の満月まで、月は大きく弧を描きながら、地球のまわりをひとめぐりします。それは「欠けていく月（下弦）」と「満ちていく月（上弦）」の2つの時期に分けられます。

ここでは、月の位置が及ぼす影響を簡単に見ていくことにしましょう。

### ◑欠けていく月（下弦）――満月から新月までのおよそ14日間

欠けていく月には、「解毒」「洗浄」「発汗」「発散」、さらに「乾燥」「固定」などの作用があります。新月に近づけば近づくほど、その力は強まります。

もし、日時を選ぶことができるのであれば、手術や治療などは、すべてこの時期に行うといいでしょう。

また、家事にも影響を与え、消毒や掃除、洗濯などは、満ちていく月のときに比べて効果があがる（汚れが落ちやすいなど）だけでなく、とても簡単にできます。

もっとも大切なのは手術の成功率が高いということ、回復期間が短くてすむということです。傷口からはひどく出血することもなく、醜い傷跡が残る度合いも少なくてすみます。

## ●新月

新月の日は、身体の「浄化」や「解毒」などに最適です。そして何か新しいことを始めるのにも適しています。

たばこ、コーヒー、アルコールなどをやめたり減らしたりするスタートの日にするのもいいでしょう。このときには、禁断症状があまり強く出ないからです。

けれどもここで、「悪い習慣」といわれているものが、ただそう思わされているだけだということがあることを、しっかり心に留《とど》めておいてください。

たとえば、音を立ててスープをすするのは、悪い習慣ということになっています。何もこれを弁護するわけではありませんが、これは、身体にとって意味のある大切な行為が、いかに社会のしきたりの犠牲になっているかを示すひとつの例です。というのは、この「悪習」には、実は意味があるからです。

音を立てることによって身体がそれをキャッチし、物を受け入れる状態を事前に準

●地球から見た「月の満ち欠け」

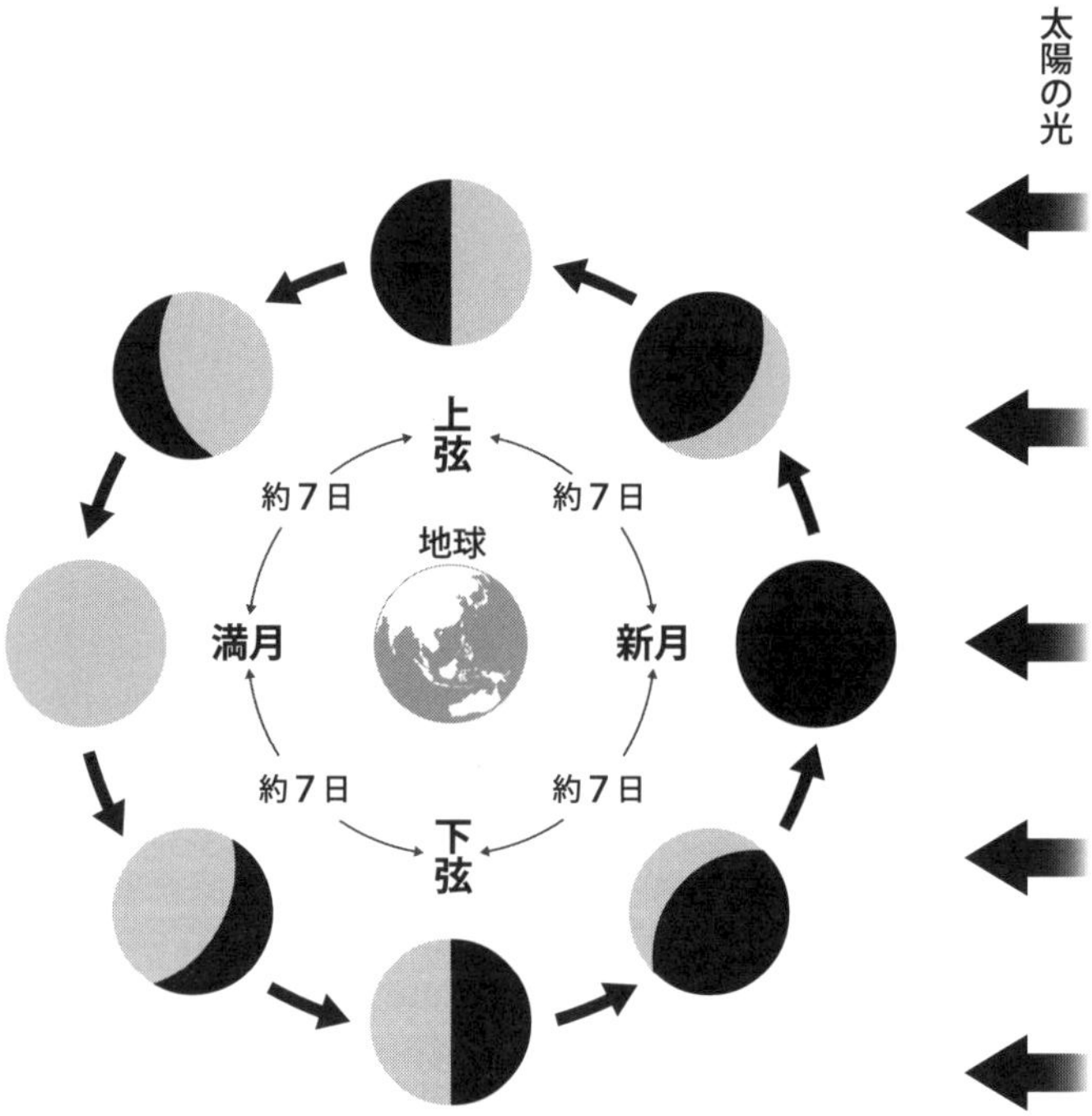

備することができるからです。

### ◐満ちていく月（上弦）――新月から満月までのおよそ14日間

満ちていく月は、「補給」「摂取」、つまり身体がいろいろなものを吸収してエネルギーを蓄えるほか、「保護」と「休養」を促します。

満月に近づけば近づくほど、その作用は強まります。

この期間に、「身体作り」を行うと、欠けていく月のときよりずっと効果があがります。また、同じものを食べても、普段よりも太りやすくなります。あらゆる欠乏症は、この時期には治しやすくなります。とりわけ、ビタミンやミネラルは身体によく吸収されます。マグネシウム、カルシウム、鉄分などもよく効きます。

一方、むくみも起こりやすく、スズメバチの毒からキノコ中毒に至るまで、すべての中毒症状は重くなります（その反対に欠けていく月のときは、人によってはスズメバチに刺されても自分の唾液《だえき》を塗るだけですむこともあります）。

満月に近づくにしたがって、手術やその後の経過は、だんだん悪くなっていきます。副作用がひどくなるのです。

○満月

満月の日は、身体が何でも（人工添加物なども）よく吸収します。ですから何を食べても太りやすくなります。この日から「ダイエット」を始めるのは、とても効果的といえます。

また、この日は普段よりもすみやかに水分が組織に吸収されるので、結合組織が柔らかくなります。そのため手術の予後（経過）はよくありません。普段よりも傷口からの出血の量が多くなります。

ワクチン接種後に起こる後遺症の状況を見ると、満月の3日前から、接種を避けたほうがいいということがわかります。特によくないのは、満月当日です。また接種後、数日は安静にする必要があります。

## 毎日の生活と「月の相」

次に「月の相（形）」の基本的な影響力についてお話ししましょう。

簡単にいってしまえば、欠けていく月のときには「放出」を、満ちていく月のときには「吸収」をすればいいということです。

そうはいっても、ここに書いてあることをただうのみにするのではなく、あなた自身で観察し、いろいろ試してみることが大切です（欠けていく月のときに熱いお風呂《ふろ》にはいると、満ちていく月のときより多く汗をかくことに気がついていますか？）。

もちろん現代では、月のリズムにあわせて生活するのは容易なことではありません。

そこでまず手始めに、次のようなことをしてみてください。

つらい仕事や、趣味（趣味といえども場合によってはストレスになりかねません）のうち、自分で期日を決めることができるものを、欠けていく月の時期に集中して行うのです。ゆっくり、少しずつ（自分でやってみることほど、説得力のあるものはありません）。

欠けていく月のときには「発散」し、満ちていく月のときには「抑制」してエネルギーを溜《た》め、準備し、計画する——それがいかに自然で、心地よいものかが実感できたら、どうして今までこの知識を応用せずにいたのか、なぜそれに気がつかなかったのかと残念に思うに違いありません。

わたしたちの身体は、その自然なリズムや要求を無視されると反発します。

おそらく、はじめのうちは、あまりそれに気づかないことでしょう。特に、わたしたちが若く、抵抗力があるうちは。けれどもしだいに小さな刺激が積み重なって、ついには深刻な障害へとつながっていきます。

その意味でも、この本はけっして万能薬ではなく、即効性のある処方箋《せん》でもないということを、はっきりといっておきたいと思います。

自然のリズムを無視していても、そのつけがやってくるのはずっと後になってからなのです。同様に、そのメリットもまたゆっくりとしか現れません。

毎日一度、のんびりと椅子《いす》にもたれて、その日の行動と月のリズムが調和していたかどうか、思い返してみるのもいいかもしれません。

## 「月の星座」と病気の関係

太陽が1年かけて12星座をひとめぐりするのに対し、月は約1カ月でひとめぐりします。ですから月は、毎月ひとつの星座に2～3日滞在しています。これが「月の星座」といわれるもので、星座ごとに違った力をもっています。

それは生命界のいたるところに影響を及ぼします。なかには、月が星座を変えるときを身体で感じる人さえいます。たとえば、月が牡羊座に入ると頭が重いとか、魚座のときには、足の親指が痛むとか。

昔、医術の心得のある人たちは、病気と月の星座の相互関係を知っていたばかりか、それにきちんと従っていました。なのに、どの医学史にも、これについて記されていないのは奇妙というほかありません。

たとえばギリシャのヒポクラテス、あらゆる医師の頂点に立つこの人も、月が身体に及ぼす影響力を認めていました。彼は弟子にはっきりとこういっています。「月の影響力を考慮することなく、医術を施す人間はおろかである」。そして、「月の星座に支配されている身体の部分を、その星座の日に手術してはならない」と。

実は、ひとつの星座はきまった身体の部分を「支配する」といわれています。これは、胎児にも当てはまります。頭は月が牡羊座にいるときに、首は牡牛座、手は双子座というように移っていくのです。

また、昔の医術者たちは、月の位置と健康との関係について、次のような基本原則に従っていました。

**●その星座の日に支配されている身体の部分や、器官のために行う手当てはすべて、普**

**段の日の倍の効果がある——ただし、手術はのぞく。**

例……魚《うお》座の日には、足裏反射ゾーン（足の裏を中心とする、くるぶしから下の足のツボ）をマッサージするといい。

**●その星座の日に支配されている身体の部分や、器官に特別な負担をかけたり、無理をさせることはすべて、普段の日の倍も不利に働く。あるいは有害でさえある。**

例……牡牛《おうし》座の日には、首のまわりを冷やさないようにする。もし可能なら外科的な処置は避けたほうがいい。緊急手術はこの限りではない。

**●月の星座に支配されている身体の部分を作る食べ物を摂ったり、丈夫にするための手当てはすべて、その星座の日で、しかも満ちていく月の期間のほうが効果的である。ただし、その部分の「洗浄」や「解毒」には、欠けていく月のときのほうがよい。**

さらに強調したいのは、次の点です。

「月の星座」が支配している身体の各部分には、（本書）１１６、１１７ページにある一覧表の「欠けていく月」と「満ちていく月」にいる期間が関係しているということです。各部分への治療は、半年ごとに違った効果を持つことがわかります。これは、多くの経験に裏づけられています。

例えば肝臓の治療（肝臓は蟹《かに》座によって支配されている）は、蟹座は常に「欠けていく月」にいる7月から1月までに行うほうが、効果的だということになります。

このように、それぞれの星座は「放出」と「吸収」を助ける働きを半年ごとに繰返しています。

これは、ある医学的な手当てをした場合、それが特に効果があがる時期を何年にもわたって記録した結果、明らかになったためなのです。

このリズムをつかめば、このような原則を応用することができます。

また身体の不調は、自分の欲望を押さえつけるなど、心の葛藤《かっとう》などが原因となっていることが珍しくありません。

「胸が張り裂ける」「はらわた（腸《ちょう》）が煮えくりかえる」「背筋が凍りつく」「鳥肌が立つ」「地に足がつかない」などの表現が示しているように、精神的な状態と肉体の関係はよく知られています。

# 「月の星座」とその属性

あなたは戸外にいるとき、気温、気圧、湿度などの数値が同じなのに、そのときどきで違う風に感じた経験はありませんか？　曇り空なのに、ついサングラスをかけてしまうことは？

このわけは、月の星座の属性にあるのです。

牡羊座《おひつじ》、獅子《しし》座、射手《いて》座は暖かさ。

この日は行楽日和となります。

とくに獅子座の日には、のどがかわきます。

双子《ふたご》座、天秤《てんびん》座、水瓶《みずがめ》座は光や風。

植物はたっぷりと光を取り込み、わたしたち人間にも、さわやかで気持ちのいい日が多いでしょう。

とはいえ、目の弱い人にはあまりありがたくないかもしれません。光が強すぎ、曇り空でも、サングラスをかけたくなるからです。

牡牛座《おうし》、乙女座《おとめ》、山羊座《やぎ》は寒さや大地。

この日にハイキングなどに出かける場合は、いくらか暑いかなと思うくらいの服を持っていったほうがいいでしょう。

蟹座《かに》、蠍座《さそり》、魚座《うお》は水。

この日は大地が完全に乾ききることはありません。雨も降りやすくなります。もし、どこかへピクニックに出かけるなら、敷物や雨具の用意をしたほうがいいでしょう。

新月と満月の日、月が双子座と射手座にいるときには天気は変わりやすくなります。

いかがでしょうか？　月とわたしたち人間の深い関係、そして「適切な時期」について、ひととおり、おわかりいただけたでしょうか。

ところで、この本の前著『月の癒《いや》し　自分の力で』を出版した後、読者の方々からよく次のような質問を受けました。「月が、わたしたちに影響を及ぼすのですか、それとも、月の星座は、単にその時期を示す時計の針にすぎないのですか？」

それについては、わたしたちにも、よくわかりません。

月の星座の及ぼす影響力は、人間だけでなく、動物、植物に対しても同じですが、ただ経験によって証明されているだけだからです。

たとえば「山羊座は、膝に対して影響力がある」という言い方は、わかりやすくするために使っているのであって、はたして、月そのものの影響なのか、時期を示しているだけなのか、それはわからないのです。

## 触れる時期

ある行為、たとえば美容整形とか歯石をとるなどの行為をするとします。行為をしたその日が適切な日だったとしても、その翌日がその行為に向かない日だった場合には、どうなるのでしょうか？　せっかくの効果が台無しになってしまうのでしょうか？

たとえば、顔の手術を新月の直前にしたとしても、ほんの数日後には、満ちていく月の時期に入ってしまいます。それでも効果があるのでしょうか？

前著『月の癒《いや》し　自分の力で』の読者の方々から、このようなご質問をたくさんいただきました。この問いに対する答えは、こうです。

「そこにいつ触れるか、その時期が決定的な要因となる」

この場合、「触れる」というのは、とても広い意味です。具体的には「コンタクトを取る、つかむ、そのことに集中する、考える、食べる」などです。ある物、あるいは、ある人や生き物に、ある一定の時期に「触れる」（手であれ、器具を使ってであれ、気持ちのうえであれ）ときが決定的に大切なのです。

## 月のカレンダーさえあれば

前著『月の癒《いや》し　自分の力で』は、これまで17カ国語で翻訳されました。そして世界のいたるところで、読者の方々が「月のカレンダー」（巻末に収録）に、たいへん関心を持っておられることがわかりました。

ここで、カレンダーの説明とともに、カレンダーについて、多くの方たちから寄せられたご質問にお答えしたいと思います。

わたしたちの「月のカレンダー」は、月の星座をもとにしています。これは数千年も変わらず使われてきたもので、世界のどこでも有効なものです。

ただ、月の相（満月、新月、満ちていく月、欠けていく月）に関しては、多少の時間のずれがあります。わたしたちのカレンダーは、中央ヨーロッパをもとに作成したものだからです。

ですから、そのほかの地域の方は、この時差に気をつけてください（注・本書巻末の「月のカレンダー」では、日本における月の相〈満月、新月〉を掲載しています）。

夜空で星座を確認すると、カレンダーの星座とは、ずれていることに気がついて驚かれるに違いありません。

これは、2万8千年のリズムで起こる太陽、月、星の軌道のずれが原因です。このことは、経験からも確かめられます。たとえば、月がすでに牡牛座にいるのに、依然として牡羊座のエネルギーが感じられることなど。

もちろんわたしたちの祖先は、それを承知していました。にもかかわらず、それを変えようとはしませんでした。なぜなら、このカレンダーは、月の位置を正しく伝えるためのものではなく、地上で感じ取れる、その影響力を記すためのものだからです。

もし、ほかのカレンダーと違っていたとしても、気にすることはありません。それぞれを実際に比べてためしてみてください。

カレンダーによる、ささいな違いなど問題ではありません。というのは、月の星座の力は、少しずつ混ざりながら次へと移っていくからです。特に、ある星座が3日間続くときにはその傾向は強くなります。といっても、いつ移るか、わかっていなかったのではありません。昔の人は、ちゃんとそれを知っていました。

それなのに、昔の月のカレンダー（42ページ）を見ると、星座は1日ごとに区切られています。なぜでしょう？

それは、まえにも言いましたように、月の影響力は、少しずつ混ざりながら変わっていくためです。ですから、何日の何時何分から、次の星座に移るということを知る必要はないのです。

たとえば、手術の期日が自分の希望できめられる場合、まず欠けていく月の時期を選びます。次に、その身体の部分を支配する星座の日を避ければいいのです。

# Januarius.

Als Jesus 12 Jahre alt war. Luk. 2. Tagsl. 8 St. 33 m.

| | | |
|---|---|---|
| F 1 Sonntag. Hilar. B. Godefrid. ☾ in der Erdnähe, verspricht | 13 | |
| g Mondtag. Engelmar. Malachi. ● aufg. 7 U. 42 m. ☌♂, schön | 14 | |
| a Dienstag. Maurus. Secundina ☾ ☋, ☌♀, ✶☿ st. c. mehr Sonnschein | 15 | |
| b Mittwoch. Honoratus. Marcell. ☿ unt. 7 U. 49 m. Ab. △♃, doch mit | 16 | |
| c Donnerstag. Anton Abt. Priscilla ☾ unt. 10 U. ab. □☿ st. Wolken | 17 | |
| d Freytag. Gamelbert. Prisca. ● unt. 4 U. 22 m. abwechselnd | 18 | |
| e Samstag. Fulgenz. Kanut. K. ☉ in ♒ 12 U. 46 m. ☽ 3 U. 19 m. fr. | 19 | |

Münchner Thorsperr vom 16 bis 31 um halb 6 Uhr.

●昔の月のカレンダー

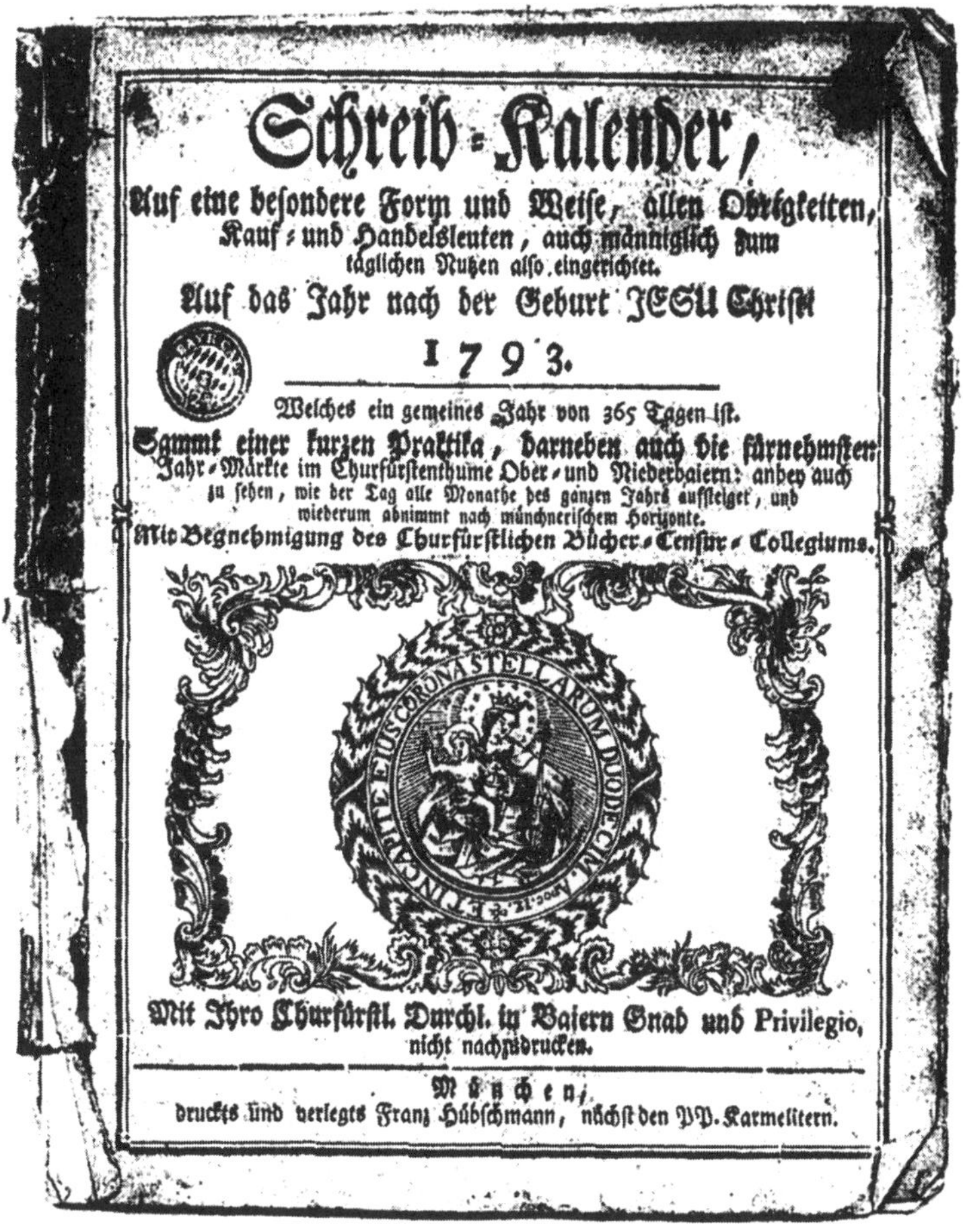

Schreib-Kalender,
Auf eine besondere Form und Weise, allen Obrigkeiten,
Kauf- und Handelsleuten, auch männiglich zum
täglichen Nutzen also eingerichtet.
Auf das Jahr nach der Geburt JESU Christi
1793.
Welches ein gemeines Jahr von 365 Tagen ist.
Sammt einer kurzen Praktika, darneben auch die fürnehmsten
Jahr-Märkte im Churfürstenthume Ober- und Niederbaiern: anbey auch
zu sehen, wie der Tag alle Monathe des ganzen Jahrs aufsteiget, und
wiederum abnimmt nach münchnerischem Horizonte.
Mit Begnehmigung des Churfürstlichen Bücher-Censur-Collegiums.
ET IN CAPITE EJUS CORONA STELLARUM DUODECIM
Mit Ihro Churfürstl. Durchl. in Baiern Gnad und Privilegio,
nicht nachzudrucken.
München,
druckts und verlegts Franz Hübschmann, nächst den PP. Karmelitern.

月のカレンダーに従って暮らしていると、カレンダーがいらないことがよくあります。いま、どの星座なのか、自然が多くのサインを出しているからです。そしてそれを感じ取ることができるようになるからです。

たとえば曇っているのに日光がまぶしく感じたら、風の星座（双子座、天秤座、水瓶座）の日、肌が乾燥すると感じたら獅子座の日、窓ガラスがいやに曇ると思ったら、水の星座（蟹座、蠍座、魚座）の日という具合です。牡羊座の日が近づくと、軽い頭痛がするかもしれません。

月のカレンダーを使って、あなただけのリズムを見つけてください。これは暮らしのあらゆる場面で役に立ちます。

## 身体に害のある食事

統計によれば、死因のトップは心臓病やガンということになっています。

しかしこの統計は、真実を語ってはいません。というのは、これはただ直接の原因だけを記しているにすぎないからです。

わたしたちは毎日、肺や皮膚や胃を通して、身体になじみのない、きちんと摂取したり消化したりすることのできない物質をとり入れています。

今日では、許可された化学物質だけでもなんと2万を超しています。それらは食料品を長もちさせ、見ばえをよくし、風味を添加しているのです。バニラとイチゴ風味の添加物のなかには、おがくずから作られているものもあるのです。

わたしたちは、身体に害のあるものを食べている――これには疑いの余地はありません。ごくわずかな例外を除いて、あらゆる文明病は、栄養摂取と摂取方法、つまり今日の食習慣に、その原因があるのです。

朝食の小麦（パンなど）に始まり、抗生物質やホルモン注射を打たれた動物の肉、まだ農薬が残っている野菜など、数えあげたらきりがありません。

今日では、これが普通の食事になっているのです。

わたしたちの「ふだんの」食料品や食習慣、それから肌の手入れ、これらがひそかにわたしたちの身体をむしばみ、ゆっくりと代謝障害を起こさせ、気持ちを落ち込ませ、ついには病気や慢性的な欠乏症に導いているのです。

現代医学による対症療法（コレステロール降下剤や下剤など）は、肌や体内の器官を眠らせ、もともと持っている機能をどんどん狭《せば》めてしまいます。

わたしたちは、ごく普通の食事によって少しずつ身体を壊しているのです。ですから、それを治すのにも当然時間がかかります。

## 3日間の話

それでは、3日間のお話しをしましょう。

ひと月のうち2〜3日、月の相と月の星座は、ある影響を及ぼします。その結果、これらの日に収穫されたり、作られたりした果物や食品や化粧品、自然治療薬などはふだんより早くいたみます。けれどもそれは、たった2日か3日、それも決まった日のことです。

昔の人々は、この時期をしっかりと気にとめて、避けていました。つまり、なるべくものを作らないようにしたり、あるいは、すぐに使いきるというふうにしていたのです。

さまざまな理由から、月に関するこのような知識が失われ、製造者たちは、自分たちの製品が、ものによってはなぜ早くいたんでしまうのか、その理由がわからないままでした。そしてかれらは（ジャムを始め、ハーブクリーム、日焼け止め、あるいはマリネしたパプリカに至るまで）、どのような処置をとったのでしょうか？　保存料をふやしたのです。

例を挙げましょう。手広くパンを作っているある業者が、製品の中にカビが生えやすい食パンがあるのに気がつき、保存料をふやしました。それからというもの、客の中に、慢性疾患やアレルギーが多くなってきました。とはいえ、それは少しずつなので、だれもこれを、食パンの保存料のせいだと確認することができなかったのです。

このような例は、ほかにもあります。多くの農家では、畑に農薬や化学肥料をまいています。それによって農作物、そして苗床《なえどこ》も収穫物も危険が増してしまいます。けれども、そうしなければならない理由は、ひと月のうち、たった数日間の月の影響を避けているためなのです。

化粧品の製造者の多くも、わたしたちの身体をフレッシュに保つというふれこみで有害物質を混ぜています。それらはいいにおいがしますし、みかけもきれいです。でも、そんなことをするのも、ひと月のうちたった2日か3日、ふだんより早くいたむ日があるためなのです。

多くの離乳食製造者も保存料を混ぜ込みます。たった2日か3日、いたみやすい日があるために。「自然な」という表示をそのまま鵜呑《うの》みにしてはいけません。それはただ、表示を義務づけられている保存料を使っていない、というだけの場合が多いからです。

したがって、保存料をまったく使っていないとはかぎりません。そしてその中には、長い間には表示を義務づけられている保存料におとらず害になるものもたくさんあります。

お子さんにお乳を飲ませ、テーブルのそばでいっしょに食事をしましょう。歯が生えてきたら、あなたが食べているものをすりつぶして、少しお子さんに与えてください。その後は、お子さんが、何が好きで何が嫌いかをしっかり心に留めてください。

建築や家具の業者の中には、保存用ラッカーや不燃加工剤、防腐剤などを使って、大切な木材をゴミにしている人もいます。いつ切り出せば、保存料など必要とせず、そのままほうっておいても木が何十年も長もちするのか、その時期を知らないばかりに。

それどころか、食料品や木材は、長もちさせるために、放射線を照射されていることさえあるのです。こんなことをしても効果がないということはとっくにわかっているのに。しかも害のほうははっきりしているのです。

もし食料品や化粧品の製造者が、適切な時期に商品を作りさえすれば、あらゆる化学的な保護、および保存料の90パーセントは不要になります。1カ月のうちの数日間、製造を中止するか、あるいは、すぐ使いきるようにという但し書きをつけさえすればいいのです。

その特別な日々を知ることは、なんと価値のあることでしょう。

具体的に言えば、満月の日と乙女座（夏場は獅子座も）の日を避ければよいのです。なかでも乙女座で満月の日が、一番よくないのは言うまでもありません。

バターは新鮮でなければなりません。そうだとしたら、10日以上もつはずがないと思いませんか？　化粧品も同じです。ほとんどのクリームが1年ももつという事実に、わたしたちはなぜ平気でいるのでしょう？　髭剃《ひげそ》りクリームやデイクリームが1年ももつ必要があるでしょうか？　何カ月分もの食糧を買い込んでおく必要があるでしょうか？　いや、健康に気をつけ、いい意味でエゴイスティックな人々はそんなことはしません。自分を大事にする人は、自分の身体をいたわるものなのです。

## 「生きていくための情報」について

時は1836年。まだ電話のない時代のことです。北ドイツの小さな海べの村に住んでいた助産師が、突然明け方3時に目を覚まし、さっさと身繕いをしてフリース諸島（北海にある島々）のひとつへとわたりました。島には臨月の猟師の妻がいましたが、彼女はちゃんと出産に間に合ったのです。陣痛が始まったのは2時半でした。

1998年の夏のことです。グラウビュンデン（スイス東部の州）の森のはずれ、落雷で弱った1本の木を、木食い虫がおそいました。すると、周囲数キロメートルにわたって群生していた同じ種類の木が、またたくまに、その虫がいやがる物質を内部に蓄え始めました。こうして自分たちを虫から守ったのです。

車に乗るといつも気分が悪くなる、ある女の子の話です。

この子は、医師からもらった小さな丸薬を飲むと気分がよくなります。けれどもこの丸薬には、薬局で、あるいは学者が「作用物質」と名づけるものは何ひとつ含まれていません。まったく何の作用物質も含んでいない丸薬や注射（一般にはプラシーボ、あるいは偽薬《ぎやく》とよばれています）が、患者の苦痛を著しく和らげる、それどころか、ときには完全に治してしまうことさえあるのです。これは多くの医師が経験していることです。

もうひとつ例を。あるアメリカの科学者が、大切にしている植物に、非常に敏感な計測器をセットしました。これは、その植物に流れた電気や化学的な状態の変化を正確に測定できる装置でした。それから彼は、この植物の世話と装置の値を読み取るよう同僚に頼んで、数カ月にわたるヨーロッパ旅行へと旅立ったのです。

旅行中、強いストレスを感じたとき、たとえば車を運転中に危険な目にあったり、講義の直前に緊張したりしたときなど、彼はその日時を書きとめました。帰国して、植物の計測器をみると、予想通りのことが起きていました——彼のストレスが高まったときとまったく同じ時間に、その植物も反応していたのです。

今、お話ししたことについて、ゆっくりと考えてみてください。

わたしたちはここで、読者の皆さんに独自の答えを見つけていただきたいと思います。

そうすることではじめて、健康な食事と美容について、わたしたちが皆さんにご紹介したいもの、推薦したいものについて理解していただけるからです。

そして、たとえばスープをかきまわすのに、なぜステンレスのスプーンより木のほうがずっといいのか、あるいは、心を込めてつくられた素朴なサンドイッチが、なぜ有名なレストランの料理より身体にいいのかが、わかっていただけることでしょう。


ところで、これまでお話ししたさまざまな例には、ひとつの共通点があります。

つまり、「生きていくための情報」の存在です。この「生きていくための情報」なしには、助産師は出産に間に合わなかったでしょう。木食い虫は、森を枯らしてしまったでしょう。女の子は、強い化学薬品を使いつづけて、数年後にアレルギーになったかもしれません。プラシーボがきくのは、「生きていくための情報」のおかげなのです。

もし、これがなかったとしたら、アメリカの科学者の植物は、たとえ彼が命を落としても、何の反応も示さなかったことでしょう。

「生きていくための情報」の「情報」とは、一般に「情報」と呼ばれているものではありません。わたしたちに次から次へと送り込まれる、半分しか真実でない知識の混合物ではないのです。その名のとおり、わたしたちが生きていくための大切な情報なのです。

授乳中の母親たちは、この「生きていくための情報」をはっきりと受けとめています。赤ちゃんがお乳を欲しがって泣いているのを見なくても、乳房が張ってくることで、母親にはそれがわかります。

でも、多くの人々は、後でこのことを忘れてしまいます。あるいは、それを疑問に思いません。でも、思えばずいぶん不思議なことではないでしょうか。

赤ちゃんの両親や小さい子どもには特に、この「生きていくための情報」を感知する力があります。同時にその反対の「破壊するための情報」もはっきり認識できるのです。

お子さんたちが、いかに正確な感覚をもっているか、それをしっかり観察してみてください。

また、次のような経験のあるお母さんたちも大勢いることでしょう——それは、急いで作ったミルクは、心を込めてゆっくり作ったミルクとは違う効果がある、ということです。

赤ちゃんが生まれてから、はじめてふたりきりで外出しようとするご両親はみな、子どもがその夜に限って（ふだんとまったく同じようにしたにもかかわらず）いつものようにすんなりと寝つかない、という経験をお持ちでしょう。

ミルクや離乳食を作りながら親が感じたこと考えたこと、それは栄養価に反映されるだけではありません。何よりもまず、赤ちゃんに伝わります。子どもは親の感情のすべてを、感情の動きのすべてを感じとるのです。

このように、「生きていくための情報」が、わたしたちの人生でどのように大きな影響を与えるかということについては、数え切れないほどたくさんの例をあげることができます。「生きていくための情報」を伝える重要な手段は、ほかでもない、わたしたちの考えです。

愛情が強ければ強いほど、それに集中すればするほど、「生きていくための情報」は強くなります。お子さんのために、心を込めて食事を作ってあげましょう。それは機械では絶対にまねできないものです。

もちろんこう言ったからといって、手作り以外はみなダメというわけではありません。

たとえば、事業主は自分の生産している食料品の質に影響を与えることができるのです。その経営方針や事業方針が、ただもうけにのみ向けられているか、それとも、この食品を食べる人たちの健康や喜びを頭においているかによって、おのずとその製品に込められた「生きていくための情報」が違ってくるのですから。

## 「破壊するための情報」に鋭くなる

「生きていくための情報」の反対である、「破壊するための情報」が食品にあるとき、わたしたちはどう反応するのでしょうか。

これは、じかに感じることができます。人の身体というものは、普通、体内に入ってきたものが何かをはっきり知るまで、ある程度時間がかかります。それからさまざまな器官にその情報を送り、それぞれの器官が反応し、その食べ物が身体に合っているのかいないのかを知るのです。けれども、それがはっきりと害になる場合、胃の粘膜がすぐにそれを感じとります。

時々、早くも数秒後に何かを感じることがあります。

その反応は人により、状況により、さまざまです。いずれにせよ、それらは、疲労感におそわれる、突然投げやりな気持ちになる、むなしくなる、あきらめの気持ちになるなど、さまざまな感情の変化です。

また、感覚の鋭い人の場合、「破壊するための情報」を含んだ食べ物を、まだ口にしないうちに感じとることもあります。ほとんどの人が持っているこの知覚に、もっと親しみ、鋭くなっていただきたいと思います。

この「生きていくための情報」には、大変面白い性格があります。それは、自分のしていることについて、そのことがよいのか悪いのかを意識しているかどうかによっても結果が違ってくるということです。

たとえば、ある歯科医が害のある「アマルガム」（水銀と他の金属との化合物で、現在はあまり使用されていない）を充てん物として使っていたとしましょう。彼はこれを毒性がなく有用だと頭から思いこんでいました。するとこの充てん物の害は、これが長い間には、害になるということを知っていながら使ったときより少なくなるのです。

その時の、医師の意識が影響するのです。逆に知っていながら使った場合には、「破壊するための情報」が働いてしまいます。

「知らなかったからといって許されはしない」。これは基本的に変わりはありません。けれども、時として違う結果をうむこともまた事実なのです。もし、それがいいと信じて、ある過《あやま》ちを犯した人と、間違っているのを知っていながら犯した人を、同じ過ちだといってまったく同一視するなら、世の中は混乱してしまうでしょう。

いかがでしょうか？

「生きていくための情報」と「破壊するための情報」について、いくらかわかっていただけたでしょうか？

身体によい食事、そして正しい美容法において、このふたつを知っているということは非常に重要です。

ところで、わたしたちが「生きていくための情報」を感じ、そのメッセージを知るための器官とはどういうものでしょうか？

それを、わたしたちは感覚とか直感と名づけています。それはたいていの場合、眠っていますが、もともとだれにでもそなわっているものであり、もしそれをしっかりと目覚めさせることができれば十分に働いてくれるのです。

この本で、わたしたちはそのお手伝いをしたいのです。

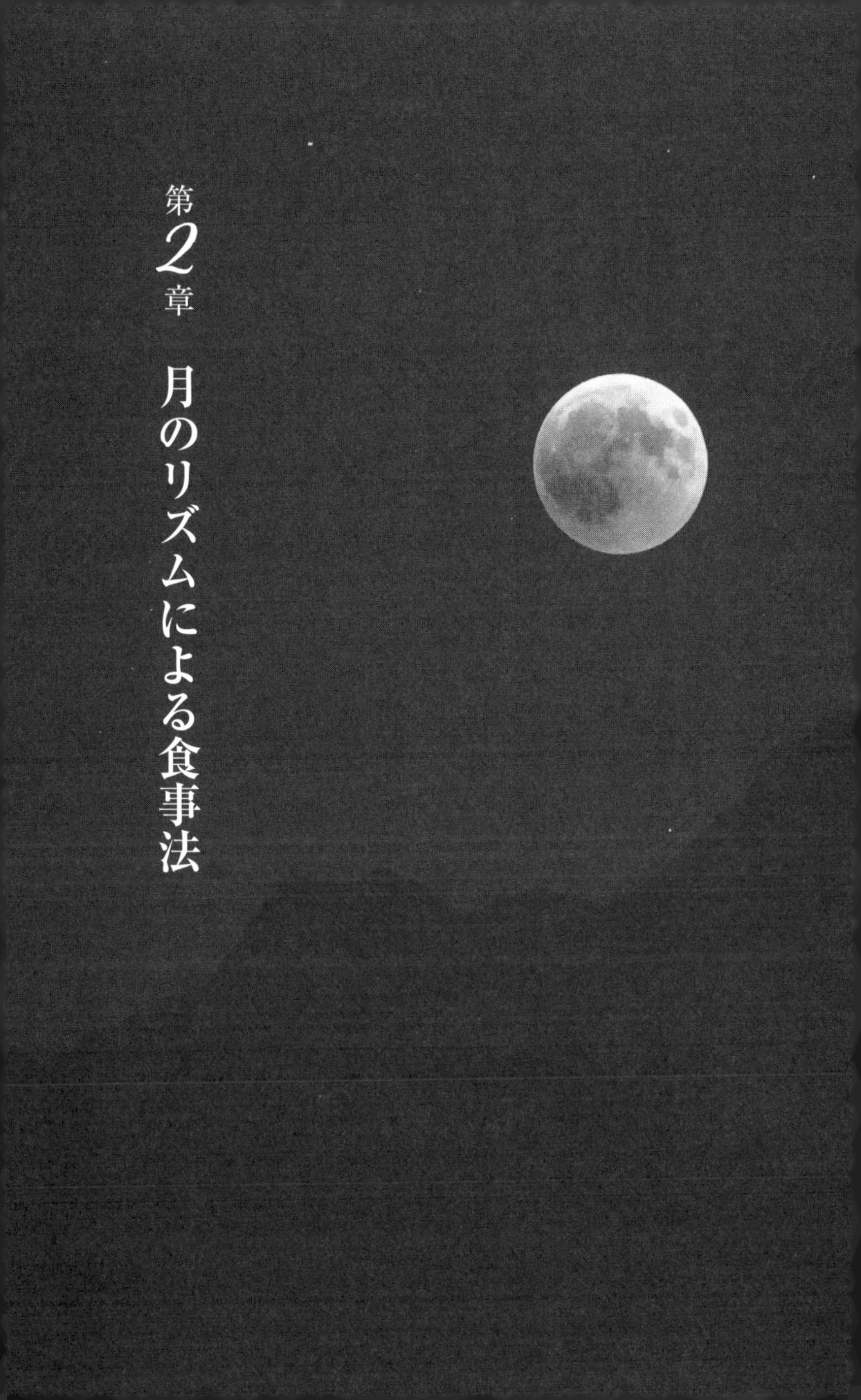

# 第2章 月のリズムによる食事法

彼はコック？　それとも医者？
ここは薬局？　それともレストラン？
魚、肉、野菜、新玉ねぎ、ポロネギ、
おいしい料理があれば、薬はいらない
栄養たっぷりの食事はあらゆる病気をうちまかす

中国の詩

またまた栄養についての本？　もうたくさん出ているじゃないですか？　あなたはそうおっしゃるかもしれません。そう、そのとおり。山のように出ています。けれども、わたしたちが書いた本のように、経験に基づくものはそう多くありません。

この本は、たった数日間で理想の体重になれるなどというたぐいのものではありません。そうではなく、「自分の力」で、自分に合った健康な食生活をおくるための方法をお知らせするものです。体重計もいりませんし、カロリー表もいりません！

## 野生動物は、なぜ太りすぎにならない？

ここでひとつ、考えてみてください。

野生動物は、どうして太りすぎにならないのでしょうか？

その前に、もうひとつ。では、どうして人間だけが太りすぎるのでしょうか？

それは、人間だけが、自分を信じることができないからです。言いかえれば、動物として自分がうまれつき持っている感覚が信じられないからなのです（これはペットにもあてはまります）。

次から次へとダイエットの本が出ています。でも、たとえいっとき評判になっても、そういう本はやがてまた消えていきます。ダイエットは、多くの場合、リバウンドを招き、肥満を定着させます。

健康な食事のことは、たえず話題に上りますが、そのとき忘れられていることがひとつあります。それは、何が身体によいかは、その人その人で違うという事実です。

あるいは、たとえそれを知っていても、多くの人は自分で決めようとせずに、出来合いのレシピで間に合わせようとするのです。この「自分で決められない」というのは現代病です。もっと自分を信頼し、自信を持ちましょう。

もし家族全員が太っていたとしても、それは「太る遺伝体質」のせいなどではありません。もし遺伝があるとしたら、それは体質ではなく、まちがった食習慣のほうです（「大きく強くなるためには、たくさん食べなくちゃ！」のような……）。

身体は、ときどきとてつもないものを要求します。そういうとき、羽目《はめ》を外してそれを食べるのは決して悪いことではありません。癖《くせ》にさえならなければ。

そうすれば、身体は注意深くなり、だらけたり甘やかされることはありません。正しい食事とか間違った食事というものはありません。まずこれを知ることが第一歩です。そうしてはじめて自分にとってよい食事へと進んでいけるのです。

# 自分の感覚を信じよう

野生の草食動物を、スーパーマーケットにつれてきたらどうなるでしょう。かれらはまず、お腹が空いてたまらなくなるまで食べません。それから、自然のままの果物とハウス栽培の果物を前に置いてやると、例外なく自然のものを選びます。このような感覚が、わたしたちにもぜひ必要なのです。そしてそれは、間違いなくわたしたちにも本来そなわっているものなのです。

赤ちゃんがものを食べる様子を観察してください。ほとんど塩気のない蒸したにんじん、ちょっぴりしかバターを使っていないマッシュポテト――そういうものを、いかにおいしそうに食べるか。けれど、「栄養があり、乳幼児によい」とされるものでも、自分の身体がうけつけないと吐き出してしまいます。

スーパーへ行ったら、人の買い物かごを観察してみてください。太った人のかごには何が入っていますか？　スリムで健康的な人のかごは？　がりがりにやせて身体の弱そうな人のかごは？　ただ見るだけでいいのです。

さて、それでは、このような感覚をふたたび呼び覚ますにはどうしたらいいのでしょうか。それには方法があります。それは、だれにでもできるものです。あなたが自分で買い物をして料理をする人であろうと、3食すべて外食しなければならない人であろうと。

これからしばらく、ささやかな冒険にご案内します。

成功するための条件は、「根気」と「自分に対する愛情」です。

最高の品質の自然食品、きれいな水、澄んだ空気――どれも、すばらしいものです。でも、それに気がつき、うけとめる感覚を持っていなかったら、宝の持ち腐れにすぎません。

このごろの子どもたちは、自然栽培のトマトを食べたとき「うっ、マズイ!」などとさけぶにもかかわらず、温室栽培で赤くなったトマトを平気で食べます――なんの風味もないのに。なぜなら、そういうトマトの味に慣れているからです。

身体がどんなふうに機能するかとか、身体が何を欲しているかということについて、学校ではきちんと教えてくれません。小腸の働きが鈍るのは、肺が十分に使われないためだということをご存じですか?

また、みなさんは信じないかもしれませんが、偏頭痛はセックスによってたいてい治るのです。また、よくキスをする人、つまり、いろいろなバクテリアにさらされている人は、あまりキスをしない人より、平均して5年も寿命が長いということをご存じですか?

# 添加物のない暮らし

いますぐ、ビタミン剤や添加物にさよならしましょう。

ビタミンやミネラルは大切ですが、食品からとればいいのです。

もちろん、それが欠乏したために病気になっているなら別ですが、普通の暮らしをしている人は、ビタミンやミネラルを錠剤などの形でとる必要はありません。

自然な状態の食品にビタミンを添加したものを食べていると、自然の欲求や感情のバランスが崩れます。身体によいものを食べたくなくなることも珍しくありません。その必要性が感じられなくなるからです。

その結果、無気力になったり、ちょっとの間、気分が高揚しては疲労する感じにおそわれたりするだけでなく、しまいには不安を感じるようになったりします。

経験を積んだ親御さんはご存じだと思いますが、子どもたちがたいくつし、意欲がなかったり、たえず文句を言ったりねだったりするのは、きちんとした食事をとらなかったり、食事の前に軽いものをつまんでしまったりしたときに、よく起こります。

たとえば、食事の前にガムやジュース、あめなどを食べた子どもたちは、健全な食欲がさまたげられ、食事のときにあまり食べられなくなります。その結果、食事をした2時間後にはお腹が空いたと言い出すことになります。しかたなくお母さんは何かを与えます。こうして悪循環におちいるのです。

## 「禁断療法」

いままであなたが、インスタント食品や出来合いの食品だけを口にしてきたのなら、健康な食生活に戻るために、すこしばかり気を引き締めてください。禁断症状が出るかもしれないからです。

それはちょうど、それまでずっとなぐられ、いじめられてきた子どもが、やさしい里親に引き取られたときのようなものです。そういう子は、なでようとして大人があげた手をみて、思わず首をすくめてにげようとします。あなたの身体も、似たような反応をするのです。

いまから断固、甘いものや漂白小麦粉製品を断つとします。あなたの身体は反抗し、チョコレートやケーキが食べたくてたまらなくなるでしょう。そうしたら、食べてもかまいません。ただし、少しずつその間隔を長くするようにしましょう。

けれどもこのとき、自分は一種の中毒だったんだと悲しむことはありません。何かの「中毒になる」というのは、一般に思われているほど困ったことではないからです。それどころか、だれでも何かの「中毒になる」必要があるのです。

これをある人は趣味といい、またある人は憧れとか強い願望とか言っているだけのこと。これは人生の一部です。中毒とは、激しい執着であり、それにはエネルギーがいります。何に対しても執着のない人は、何もやりとげることができないともいえるのです。

お気に入りの葉巻を買いに、遠く離れた店まで足を伸ばせる人は、愛する人に花を買うために遠くまで行くことを厭《いと》わないでしょう。

なにかを断ったために起きる不快な症状は、実は歓迎すべきことなのです。あなたの身体が、「待ってくれ、この新しいものを受け入れる準備をするから」というサインを出したのですから。何の反応もしないほうがずっと問題です。

また、1日に3回、きちんと食べなければならないと思わないように。

腸の絨毛はこれまでの食生活で必要以上にべとついています。腸がうけつけなければ消化できません。ですから、いくら健康によいものを食べても素通りしてしまいます。こういう自衛本能がなければ、腸はとっくにダメになっていたでしょう。

なにごとも焦りは禁物。少しずつ、時間をかけてやっていきましょう。

## 「月療法」

これからご紹介する食事法は、月が教えてくれる「適切な時期」に従って行うものです。これはリバウンドもなく、長期間にわたって効果があります。そして、なによりまず、わたしたちの自然な「感覚」を取り戻すことができます。さあ、月のカレンダー（巻末参照）を用意してください。

そのまえにひとこと。この期間には、食べ物は新鮮な自然食品のみ、飲み物は水（水道水でかまいません）にすること。出来合いの食品には、多くの場合、保存料が使われているので避けること。また、生産地が遠いものも避けましょう。保存料を使うことで、メーカーは原料費を節約しているのです。

長もちさせるためには、その食品の成長をとめなければなりません。それによってその生命も。だからといって、保存料や着色料入りの食品を食べると、身体をこわすと言っているのではありません。

健康な食事や消化のためには、身体は、時として害になる物質をうけいれることも必要です。害になるものをすべて遠ざけてしまうと、身体器官が怠《なま》け、弱くなってしまうからです。けれども多すぎると、その毒を分解できなくなります。

自然食品店等で買うのが一番ですが、野菜や魚などは旬のものに限れば普通の店でも。そうすると、食材の種類が少なくなるかもしれませんね。でも、春のまぶしい光の中で、冬に蓄えておいたものを食べようと思う動物はいないでしょう。

人間だけが、いつでも好みのものを口にしようとするのです。すこしも身体が必要としていないのに。旬の物を食べれば、新鮮でおいしいのに、つまらないことだと思いませんか。しかも、値段も安いのです！

穀物に関しては、全粒粉《ぜんりゅうふん》で作ったパンやパスタをおすすめします。お米なら玄米がいいでしょう。

月はおよそ14日間欠けつづけ、14日間満ちつづけます。そのリズムに従って、身体を浄化し、適正体重に持っていくことができます。自然な感覚をよびさますため、この月療法は最低でもひと月、できたらふた月続けてください。

**○満月**

満月の2、3日前から始めます。この時期、身体は、入ってくるものを特別によく吸収するので、太りやすい時期といえます。

満月当日は特に。したがって食事を少し減らし、午後6時以降は食べないようにします。このとき、大量の水を飲むと効果的です。ただし、食事中に飲まないこと。食前か食後のどちらかに。これは水やお茶に限らず、飲み物全般にわたっていえることです。毎日少なくとも2リットルは飲みましょう。

体調がよく、やる気十分なら、この日に、あとでお知らせする果物（果実も含む）、あるいは断食の日を実行するとさらに効果的です。

### ◑欠けていく月

続く2週間は、欠けていく月の時期。

基本的には、ふだんと同じ分量を食べてかまいません。体重はふえないか、すこし減る人もいるでしょう。この時期は、身体全体の浄化と、血をきれいにするときです。また空腹感も、ほかのときに比べて弱いといえます。

体内では、すべての反応がふだんより速くなっています。欠けていく月の時期に傷が治りやすかったり、痕が残りにくいのはこのためです。新月まで、少なくとも毎日2リットルは水を飲みましょう。夕食はできるだけ早く（午後4時か5時に）。

## ●新月

この日も、できたら、果物あるいは断食の日を取り入れるのをおすすめします。身体の解毒作用は非常に強く、体内の浄化作用も活発です。

## ◐満ちていく月

この2週間は、ふだんより食事を少なくします。身体がよく吸収するからです。

満ちていく月の時期は、身体を作り、力をつけるときです。ふだんより少なめに食べ、早めに食事をきりあげます。午後3時〜4時の間にたくさん水分をとりましょう。夕食の時間は、ふだんより2時間早く。遅くとも午後6時に。

ここまで読んで矛盾を感じる方もいるかもしれません。欠けていく月のときには遅くとも5時までと言ったのに、太りやすいこの時期にどうして6時に？　と。

このわけは簡単です。満ちていく月のときのほうが食欲があるので、早い夕食のあとに何も食べないでいるのがつらいからです。反対に、欠けていく月の時期には、5時に夕食をとっても我慢しやすいのです。

さまざまな事情から、こんなに早い時間に夕食はとれないという方も多いでしょう。そういうときには、この原則を曲げずに、できるだけ近づけながら、そのまま少し時間をずらしてください。それでも基本的な効果には影響しません。

水（お茶）をたくさん飲む――これはいつの場合も基本原則です。

不要物を排泄するため、身体はいつも水分を必要としています。代謝をスムーズにするために、バランスの取れた食事とたくさんの水分がいるのです。

欠けていく月の時には、マッサージオイル、満ちていく月の時にはひきしめ（ボディ）オイルが役立ちます。無事に体重を減らしても、やつれた感じになっては台無しですから。

## 果物、ジュース、断食の日

果物（果実も含む）の日は、血をきれいにするためと、解毒のためです。果物をとるのに一番いいのは、牡羊座、獅子座、射手座の日、ないしは、新月か満月の日に。

ここで果物の日についてすこし説明しておきましょう。牛乳もそうですが、ジュースは基本的には食べ物であって、飲み物ではありません。ですから断食の日には使えません。

原則として、果物の日には、果物か野菜だけを「食べて」ください――なるべくジュースではなく。自分に合う果物を見つけましょう。特に仁果類《じんかるい》（リンゴやナシなど）と核果《かくか》類《るい》（モモやサクランボ、クルミなど）のどちらが合うかに気をつけてください。

果汁は、果物の日（牡羊座、獅子座、射手座）には、ほかの日とは効き目が違います。

これは、一概に効き目が強いとか弱いとかいうことではありません。人によって、ふだんより身体に合う（おいしく食べられ、効果も大きい）人と、その逆の人がいるという意味です。これはほかの日、たとえば「脂肪の日」や「塩の日」などでも同じです。

次に、生で食べるのと火を通すのと、どちらが自分に合っているかを調べます。これは次のステップのために重要です。

生の果物が苦手という人は少なくありません。おなかにもたれる人もいますし、肌が汚くなったり、赤らんだり、頭がかゆくなったりする人もいます。だからといって果物を食べないのはよくありません。生が苦手なら、たとえ煮てでも食べてください。果物の缶詰や瓶詰もダメです。ただし、手作りなら添加物がないのでおすすめです。瓶などに保存するときは、果物の日にしましょう。そのとき、ビタミン剤には手を出さないこと。

## 果物を選ぶにあたって

あなたが住んでいる所でとれるものなら何でも。近くでとれたリンゴの方が、遠くから運ばれたレモンより、はるかに多くのビタミンを含んでいます。

にんじんを煮たり、ジュースを作るときには、ほんの少しオイルを足しましょう。脂肪分がないと、せっかくのビタミンAが吸収されません。

## 断食の日について

満月の日が効果的ですが、本格的な断食のことではありません。数日、あるいはそれ以上の断食は、すでに体内が浄化されていてはじめて効果があるからです。

どうですか、そんなに面倒ではないでしょう？　ここで一つ付け加えておきたいのは、この期間は代謝が活発になり、身体が臭《にお》いやすくなることです。ふだん以上に清潔にするよう、心がけてください。

月のリズムに従った食生活をしているうちに、あなたの自然の感覚、知覚がよみがえってきます。そして食べ物本来の味がわかるようになるのです。理屈よりまず実行です。

さて、それがすんだら味覚のテストをしてみましょう。

## 味覚テスト

まず、思い切りおなかを空《す》かせてください。

1、自然食品店の熟《う》れたトマトを手に取ります。スライスして、目をつぶって、ゆっくり味わってみてください。塩もドレッシングもなしで。

それから、スーパーで買ってきた温室栽培のトマトを同じように味わいます。どうでしょう？　違いがわかりましたか？

2、同じく、自然食品店から麦を買ってきます。それから近くの店で人工甘味料の入ったガムを買いましょう。まず麦をひとつまみ手のひらにとって口に入れ、およそ15分間よく噛《か》みます。口の中でガムみたいになるのでびっくりするでしょう。

これは、歯や歯肉にとてもいいのです。15分後、麦をとりだすなり飲み込むなりしたあと、ガムを噛みます。さあ、どうでしょうか！　同じやり方で、ほかの食品も試してみると、本来の味を調べることができます。

3、全粒粉のパンの耳を噛みます。自然に甘くなるまで。それからチョコレートをひとかけ食べます。「甘い」というのが本来どういうことか、これでわかります。

## 21世紀の食事

巻末の「月のカレンダー」を見て、次のことに注意してみてください。

「双子座、天秤座、水瓶座の日には、脂っこいものがふだんよりも食べたくなるかどうか、あるいはふだんより食べたくなくなるかどうか？　そして、ふだんよりもたれないか、それとも、もたれるかどうか？」

「蟹座、蠍座、魚座の日には、麺類、パン、じゃがいも、その他、炭水化物を含む食品がふだんよりも食べたくなるか、あるいはふだんより食べたくなくなるか？　そしてふだんよりもたれないか、それとももたれるか？」

　この答えはとても大事な情報です。そのほか、いろいろな食品について、リストを作っておくと役立ちます。ある食品が特に食べたくなったり、ふだん好物なのに胃にもたれたりしたら、その日をメモしておきましょう。しばらくすると、それが同じ栄養素の日、同じ星座の日だという場合が多いことに気づくでしょう。

# 第3章 「アルファタイプ」と「オメガタイプ」

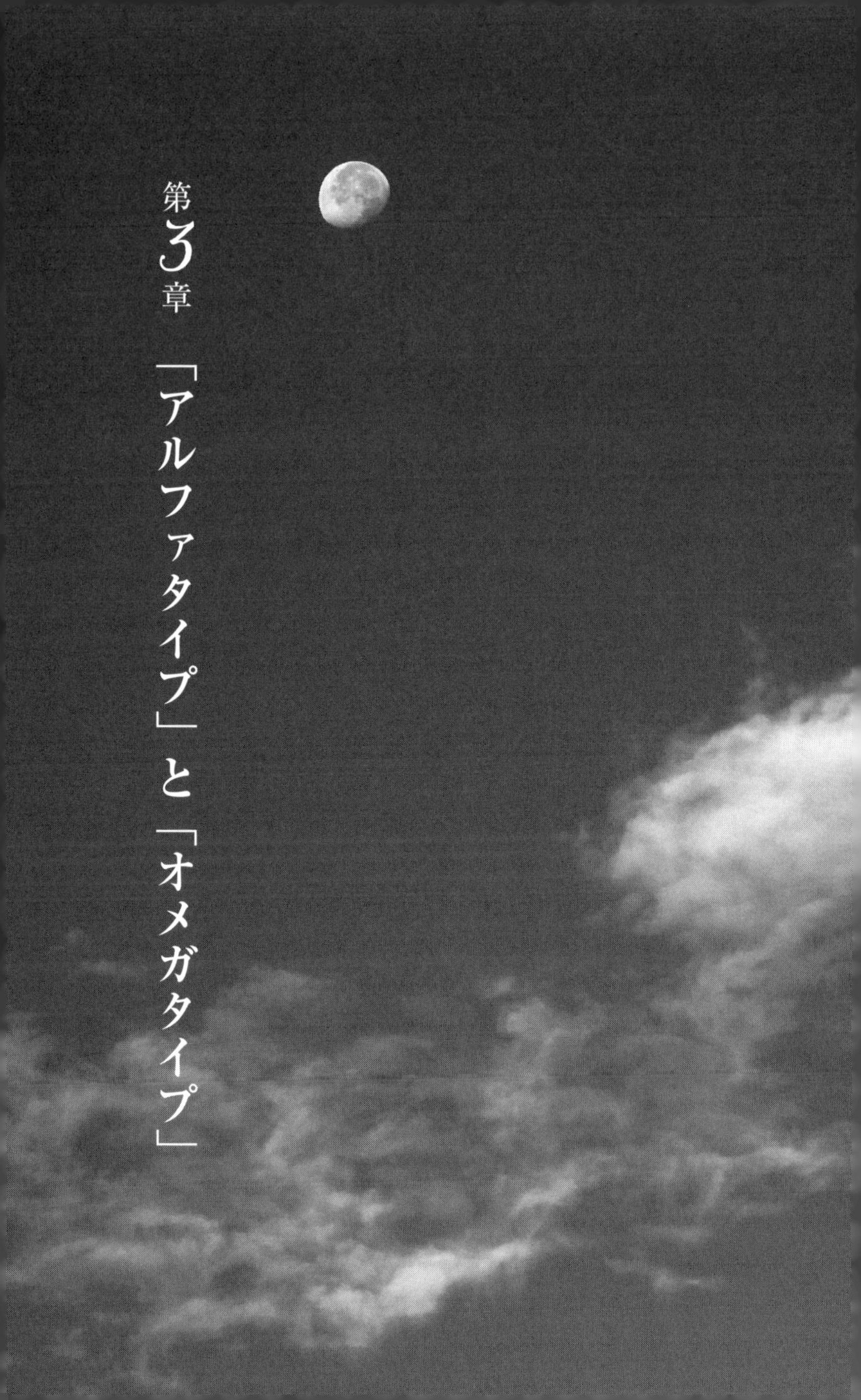

## あなたは「アルファタイプ」？「オメガタイプ」？

万人にとってよい食べ物もないかわり、万人に対して害になる食べ物もありません。「砂糖は身体によくない」のは周知の事実です。だからといって、そのためにケーキ店がつぶれたでしょうか？　たしかに砂糖は身体によくありません。でも「いつでも必ず」ではないし、「だれにでも」、「同じように悪い」わけでもないのです。

植物油、コーヒー、小麦粉、これらは多くの人の口に合います。けれども、太るとか、心筋梗塞《こうそく》になりやすいなどと言われています。でも、そんなことはありません！

カロリー表や脂肪含有率表、これらが肥満や病気のもとなのです。なぜなら、だれもが持っている健全な感覚をにぶらせ、専門家によって書かれた「よい食事のとり方」のほうを信じさせたからです。体系化したものを望めば望むほど、万人に通用するレシピが求められます。でもそんなものはないのです。

適切な時期に摂れば、食べてはいけないものなどありません。この本によって、あなたが自分のタイプを知り、自分にだけ通用する食事の摂り方がわかったとします。それでも絶対食べてはいけないものなどないのです。

身体によくないものだって食べてかまいません、ただし適量を守ることです。ココアが身体に合わないらしいとわかっても、飲みたくなればどうぞ。

大事なことは、ほんとうに楽しく味わったものは、身体にしっかりしたメッセージを送るということです。何であれ、それが食べたくてじっくり味わうと、身体に食べたもののほんとうの質についてのメッセージが伝わります。その結果、身体は「よろしい！」とか「要注意！」などと反応します。それに従えばいいのです。それこそが大切なのであり、きちんと反応してくれる身体は、信頼できる友です。

気がとがめながら食べると身体は反抗し、食べたものに違和感を覚えます。

ところで、わたしたちの体質は、大きくふたつにわけられます。

わたしたちはこれを、「アルファタイプ」と「オメガタイプ」と名づけました。

自分にとってふさわしい食事の摂り方を知るには、まず自分がどちらのタイプかを知らなければなりません。

そのために、紙と鉛筆を用意してください。

まん中に垂直に線を引き、左右それぞれに「アルファ」「オメガ」と書き入れます。次のチェックリストに従って答えを書き入れてください。

どちらのタイプかを知るには、1～3カ月かかります。

はじめに、ある特定の食品について、身体に合うか合わないかをチェックします。

ところで、「身体に合わない」とはどういうことでしょうか。

長年、ある食べ物や飲み物を口にしていても、それが実は身体に合っていない、健康を害している、ということがあります。こういう場合、本人は気がついていません。けれども「身体に合っていない」ものを摂っていると、いろいろな形になって現れてきます。

あるものを食べたり飲んだりしたあと、次のようなことが起こったら、それはあなたの身体に合っていないということなのです。

**1、眠くなる**

食事のあとには眠くなるものだとよく言われますが、これは大きな間違いです。

身体にほんとうに合った栄養のバランスがとれた食事なら、少々食べすぎても眠くなることはありません。ただし、保存料や着色料、人工の香料、化学調味料などが入っていると、食品そのものは身体に合っていても眠くなります。

例外をひとつ。

午後1時～3時頃までは食事をするしないに関係なく、なんとなくだるくなります。これは、ごく自然のことです。そしてこれは「身体器官の1日のリズム」から来ているのです。ですから南の国の「シエスタ」といわれる昼寝の習慣は、ただ暑いからというほかに、ちゃんと理屈に合っているのです。

**2、ゲップや胸焼け、膨満感、ガスがたまる感じ、頭痛などが起こる**

頭痛は、飲食物のアレルギーから起こることがよくあります。それなのにその相関関係になかなか気づかないのは、それがずっとあとに、場合によっては翌日に起こったりするためです。

**3、食後15分ほどすると、機嫌が悪くなる**

これは、子どもが甘いものを食べたときによく起こります。漂白小麦粉でつくった麺類などを食べると、大人でも起こることがあります。

**4、口がにおったり、身体がにおったりする**

もちろん、歯みがきの仕方が悪いなど、原因がはっきりしている場合は別です。ほとんどの場合、口臭は消化不良や胃の疲れから起こります。

いっぽう体臭は、食べたものを身体がうけつけない、あるいは新陳代謝障害が原因です。これは、ニンニクを食べた場合でも同じです。健康によい食事を摂っていれば、ニンニクを食べてもあまり強く臭いません。

**5、ときどき、単純ヘルペスにかかる**

これはたいていの場合、精神的、あるいは肉体的な何かを、とてもいやだと思っている場合が多いのです。

**6、原因不明の背中の痛み、特に腰痛が起こる**

この痛みは多くの場合、食べ物のアレルギー、特に漂白小麦粉のアレルギーです。腎臓《じんぞう》に負担がかかり、神経をとおって脊柱《せきちゅう》に痛みを伝えるからです。

専門医は、痛みが起きている所しかみようとしないことが多いのですが、実はこれが原因のことが少なくありません。

さて、これから質問です。まず一番大切な点から。

**①バター、生クリーム、ステーキなどの動物性脂肪と、マーガリンなどの植物性脂肪や煮込んだ肉のどちらが、身体に合いますか?**

よく考えてから答えてください。「身体に合う」のと「好きだ」というのは同じではないからです。正直な答えが「バター」だったらアルファに、「マーガリンその他」だったら、オメガに。

ここで、もういちど考えてください。あなたが選んだものは、あなたにとってほんとうに人生の友になるものですか、それとも、おいしいと思ってつい食べてしまうだけで、実はあとでもたれたり、または太りそうな気がしているのでしょうか? また、眠くなったりするのでしょうか?

自分のタイプに合わない食生活を長い間続けている人はたくさんいます。ある知人の男性はアルファタイプなのに、動物性脂肪のバターやベーコンを家で食べることは滅多にありませんでした。奥さんもアルファタイプなのですが、少女の頃にバターを食べ過ぎ、見るのも嫌になっていたからです。

わたしたちの忠告に従って、ふたりは、動物性脂肪を含んだ食事をとるようになったところ、体重も適正になり、何よりもよく眠れるようになったのです。

どちらが合うのか、よくわからない方にはヒントを。

月のカレンダーで、満ちていく月の期間を探し、双子座、天秤座、水瓶座の日に印をつけます。翌月のこの日に動物性、あるいは植物性を中心にした食事をとります。このとき、ふたつを混ぜないように。

これを続けてしばらく様子を見てください。自分がどちらのタイプかわかるはずです。

## ②「小麦」と「ライ麦」ではどちら？

ライ麦ならアルファ、小麦ならオメガに。

これもそう簡単には答えのでない質問です。時間をかけてためしてください。

知りあいのある女性は、小麦粉を使った食事のあとは（パンでもケーキでも、スパゲティでも）いつも眠くなっていました。けれどもこのとき、食後は眠くなるものだからと言って、濃いコーヒーを飲んでやり過ごしていたのです。

ところが20年前から、ときどき背中が痛んでいました。整形外科に行ってもよくなりませんでした。そこで、ライ麦と緑茶にかえてみることにしました。すると、長年の痛みが消えたのです。

その反対に、小麦粉はだめ、と答えた方にお聞きします。本当にだめですか？　全粒粉でできたものでも？　よくわからない方は、こうしてみましょう。

月のカレンダーで満ちていく月を探し、蟹座、蠍座、魚座の日に印をつけ、翌月のその日に、どちらかだけの食事をとります。混ぜてはいけません。

これを続けてしばらく様子を見てください。自分がどちらのタイプかわかるはずです。

## ③「お茶」と「コーヒー」ではどちら？

「お茶」はアルファタイプ、「コーヒー」はオメガタイプです。

これは、簡単に答えられると思う人が多いかもしれません。長年どちらかを主に飲んでいる場合が多いからです。いつもコーヒーを飲んでいる人は、オメガのほうにチェックを入れそうになるでしょう。

けれどちょっと待ってください。こういう例があります。これは、「著者まえがき」でも触れた、著者（トーマス・ポッペ）自身の例です。

わたしは、14～46歳まで、毎日「浴びるほど」コーヒーを飲んでいました。寝る前にも飲んでいましたが、なんともありませんでした。ところが、ときどきコーヒーを飲んでも元気が出るどころか眠くなることがありました。

そこで、このチェックをするにあたって、コーヒーをお茶（この場合、有機栽培の緑茶）に切り替えて様子をみました。すると、なんとお茶のほうが、調子がよかったのです。

おまけに、ある種の果物やパプリカを食べるとよく起きた胸やけも治りました。それ以来、お茶党になり、コーヒーを恋しく思うことはなくなりました。

**④「朝型」？　それとも「夜型」？**

あなたが何時に起きなければならないか、ということではありません。どちらの方が調子がいいかということです。

夜型の人とは――朝、なかなかエンジンがかからない。夜のほうがなんでも能率が上がる。あれこれ思い悩むより行動する方が好き。決断が早く、ぐずぐずしない。たいていはせっかち。ときどき朝4時とか6時に目が覚め、もしその気があれば、起きて何かまとまったことができる。でも、その場合は、ときどき昼寝が必要になる。

あなたはこんな風ですか？　それならアルファに。

朝型の人とは――比較的早起き。すぐに活動に入れる。けれども行動を起こすまでには頭を使う。知的な職業に就いている人が多い。数字や計算に取り組むのが好き。

あなたはこんな風ですか？　それならオメガに。

興味深いことをひとつ。農業をする人は非常に早く起きなければなりません。ところがアルファタイプ、つまり夜型の人が少なくありません。ただ、このタイプの人は朝早く目が覚め、そのとき元気いっぱいだと感じることが多いのです。

夜型の人は、朝早く目が覚めたら、起きてみましょう。そうすれば、すばらしい1日のスタートを切ることができます。睡眠不足は、昼寝でおぎなえばいいのです。ただし、20分以上眠るのはよくありません。

**⑤「砂糖」は好きですか？**

砂糖でも、ハチミツでもかまいません。これもなかなか答えにくいでしょう。なぜなら、これには習慣が関係しているからです。

コーヒーに砂糖を3杯も入れ、ケーキをたくさん食べても平気な人もいます。それは、あまりに長い間続けたため、身体がサインを出さなくなってしまったためです。

いっぽう、「身体によいもの」を守りぬき、友達の家で出されたデザートのアイスクリームさえ断る人もいます。身体のほうは断っていないのに。

答えがわからなければ、実験しかありません。1週間、砂糖やハチミツを断ちます。そして様子を見ましょう。以前より疲れやすくなった？　それならアルファに。以前より元気になった？　それならオメガに。

**⑥少ない回数でしっかり食べる？　それとも何回かに分けて軽く食べる方がいい？**

一般的には、ちょくちょく食べるのはよくないと言われています。消化器官が休めないし、健康的な空腹感を味わえないからです。たしかに空腹だと、身体が何を欲しているかがよくわかります。食事のリズムは大事です。

でも、何回食べても問題ない人もいるのです。しかもちゃんと空腹を感じて。もしあなたがそうならオメガに、しっかり食べるならアルファに。

**⑦身体に合う果物や野菜は何？**

もしあなたがリンゴや柑橘《かんきつ》類、きゅうり、にんじんが身体に合うなら、アルファに。もしあなたがモモやサクランボ、トマトやバナナならうけつけるけれど、リンゴやきゅうり、にんじん、柑橘類は苦手なら、オメガに。

**⑧辛いものや、香りの強いもの、塩辛いものは？**

もしあなたが辛いもの好きで、エスニック料理が好きだとか、塩をかけすぎるとか言われるようなら、アルファに。

オメガタイプは、辛いもの、塩気の強いもの、香りの強いものが苦手です。アルファタイプから「そんなの、おいしくない」と言われるようなもののほうを好みます。

**⑨座り方は？**

長い間、腰かけるとします。まっすぐ姿勢を伸ばして座っていても平気ですか？　それとも少し前屈《まえかが》みになって、どこかにもたれていないともちませんか？

長時間、よりかからずに座っていられる人はオメガに、もたれてしまう人はアルファに。

**⑩眠るときは？　暖かく分厚い羽布団や羊毛布団をかける？　それとも綿の軽い布団やダウンなどのほうが好きで、服も木綿や麻を選ぶ？**

もし厚ぼったい布団が好きならアルファに。軽いほうが好きならオメガに。

さて、これで質問は終わりです。目の前のリストには、あなたがどちらのタイプかの解答が出ていることでしょう。自分のタイプを知ることは、これからの毎日の生活、健康、気分に関して大きな影響を及ぼします。

アルファとオメガのふたつのタイプを90～93ページにまとめておきました。

これを参考に、いくつか具体的な例をあげて考えてみましょう。

たとえば、あなたが、動物性脂肪やライ麦パンが身体に合い、これまで調子がよかったとします。それなのに、筋金入りのコーヒー党だとします。

こういう場合コーヒーは、知らずに健康を損ねている可能性が高いのです。1カ月間、緑茶を飲んで試してみてください。

また、植物性脂肪が合い、しかも柑橘類のジュース、オレンジジュースとかグレープフルーツジュースが大好きだという人もいるでしょう。それならジュースを、ただの水にかえてみてください。それからしばらく黒パンをやめて、普通のパンにします。ただし全粒粉のパンに。

全粒粉のパン、植物性脂肪、低脂肪牛乳などが身体に合う人はコーヒーがいいでしょう。ライ麦、動物性脂肪、生クリーム、ベーコン、燻製《くんせい》、これらのものが合いますか？ それならコーヒーをさけましょう。そしてどんな効果があるか、しっかり見届けてください。注意深く観察し、いろいろと試してみてください。

幼い子どもに食べものを自由に選ばせると、自然な感覚で選ぶことがよくあります。

牛乳は健康食品ということになっていますが、子どもによってはいやがります。牛乳アレルギーだと医師が診断してはじめて、この子は苦痛から解放されるのです。

ほとんどのオメガタイプは、低脂肪牛乳が身体に合います。でも、全員ではありません。

しばらくの間、自分のタイプに適している食品だけにしぼって食事をしてみてください。なかなか難しいかも知れませんが。でもやってみるだけの価値はあります。

悪玉のコレステロールは動脈硬化の原因にもなり、心筋梗塞を起こしやすくなる——この数十年、そう言われ続けてきました。けれどもこれは一面的な観察です。もし、アルファタイプの人だけを調べたら違う結果が出たことでしょう。

自分のタイプに合った食生活に切り替えましょう。これはうまれつきのものです。母乳はすべての赤ちゃんに合います。けれども牛乳に関しては、脂肪の多いほうが合う、少ないほうが合う、まるっきり合わない、というふうにいろいろな赤ちゃんがいるのです。

試してみましょう。何が起こるか。きっと楽しんでいただけるはずです。

そうは言っても、どちらのタイプにも合う食品もあります。また、どちらのタイプにもあてはまらない人もいます。ただし、それはあくまでも例外なのです。自分がそうではないかと心配することはありません。

## 「アルファタイプ」「オメガタイプ」それぞれに合うもの、合わないもの

### アルファタイプ

★合うもの

・動物性脂肪（バター、牛乳、生クリーム、ベーコン、チーズなど）
・ライ麦パン、ライ麦製品、全粒粉のパスタ、ステーキ、魚のムニエルやポワレなど
・お茶（有機栽培の緑茶が一番、紅茶はそれほどでもない）
・リンゴ、ナシ、柑橘類の果物
・きゅうり、にんじん
・辛いもの、強い薬味をつかったもの
・1日3食
・あまり冷たくない飲み物をたくさん飲む

★合わないもの

・植物性脂肪（マーガリン、サラダオイルなど）
・白パン、ケーキ、煮た肉、煮魚
・砂糖で甘くしたジュース
・モモ、サクランボ、トマト、バナナ
・コーヒー
・キンキンに冷やした飲み物
・1日何回かに分けた食事
・炭水化物のとりすぎ

★合うもの

・植物性脂肪（ひまわりオイル、オリーブオイル、コーンオイル、アザミオイルなど）
・マーガリン、塩気の少ないもの
・全粒粉のパン、パスタ、白パン、ケーキ、麺
・煮た肉、煮魚
・タンパク質の多いもの
・低脂肪牛乳、低脂肪チーズ
・甘いジュース、ハチミツ
・コーヒー
・モモ、サクランボ、トマト、バナナ
・1日何回かに分けた食事
・あまり香辛料がきつくないもの

★合わないもの

・バターなどの動物性脂肪
・リンゴ、ナシ、柑橘類の果物
・きゅうり、にんじん
・強い香辛料、塩辛いもの
・熱い飲み物
・脂っこいもの

## どちらのタイプにも共通するもの

★合うもの

・大麦、ゴマ、玄米、イチジク、グリーンサラダ、野草サラダ

★合わないもの（だからといって、いっさい口にしてはいけないということはない）

・白砂糖、漂白小麦粉、塩分の多すぎるもの

## 2つのタイプの違いについて

自分がどちらのタイプかわかりましたか?

これはある程度、外見からも想像がつきます。

一般的にいって、アルファタイプは「やり手」です。

いくぶん、前屈みの姿勢でかろやかに人生をわたっていきます。座ると、どこかにもたれるくせがあります。スポーツマンや技師、職人などに多いタイプです。

オメガタイプに比べて、髪が豊かな人が多いようです。新しいこと、思い切ったことに興味があり、挑戦しようとします。

どちらかといえば、大食いの人が多いといえるかもしれません。朝食をとりたがらない人も多いようです。朝起きるときに空腹感がないからです。

また、このタイプは、始終何かをおなかにいれると、胃の具合が悪くなり、機嫌が悪くなります。

一方、オメガタイプは姿勢がよく、座っているときでもぴんと背筋が伸びています。

どちらかといえばやせ型の人が多く、なじんで信頼したものを好み、変化はあまり好きではありません。仕事はきちんとやります。

学問的な証明などに対しては、アルファタイプより価値をおきます。ちょくちょくものを食べ、長い間何もおなかにいれないでいると調子が悪くなります。

この2つのうちどちらのタイプがいい、悪いとかいうことはもちろんありません。ただ個性の違いに過ぎません。

問題はひとつ——違うタイプの人間がいっしょに暮らすときだけです。そういうとき、どうしたらいいか、それについてこれからお話しします。

## 2つのタイプがいっしょに暮らすには

いっしょに暮らし始めてから、短期間に片方が太り始めた、というカップルを知りませんか？

これには、いろいろな原因があるでしょう。新婚の奥さんがはりきっていろいろ作りすぎたために食べすぎたからとか、相手につられて、それまでよりたくさん食べるようになったから、とか。けれども、ふたりが違うタイプだったからという場合も多いのです。

家族の中では、全員が同じタイプだというほうが珍しいでしょう。ですから、おたがいに、相手の食習慣を批判して、けんかになることもあります。

これも、この2つのタイプの違いを知っていればけんかを避けることができるだけでなく、子どもがつらい思いをすることもなくなります。

たとえば、両親がアルファタイプで、その子供がオメガタイプの場合。その子にとって食事の時間は、楽しみどころか苦痛になってしまいます。

相手の食べたいものについて、とやかく言うのはやめましょう。それが、その人のタイプに合っているのかもしれないのですから。

違うタイプの人間がまじっている家庭では食事に工夫が必要です。みんなが食べられるよう、気をつけなければなりません。また逆に、何かを諦めることを学ぶチャンスにもなり、これもたまには悪くないでしょう。

大家族では、なにか一品、家族全員が食べられるものを用意します。メインがどちらかのタイプむきなら、つけあわせは反対のタイプにむくものにするのもいいでしょう。

それではおなかが空くというのなら、その人だけに、魚や肉をさっと焼いたり煮たりしてもいいでしょう。

私は、子どもの頃に台所で、母から内緒でもらうソーセージが楽しみでした。ポテトチップスやグミなどに子どもが手を出さないためにも、おやつがわりにこういうものを食べさせるのはいいことだと思うのです。

「いいから出されたものを食べなさい！」と無理強いしないように。これが肥満や、せっかく子どもが持っている自然な感覚を鈍らせるもとになるのです。

「残してはダメ！」というのも同じです。

間違いでも20年間続けてきたとなると、多くの人々はそれを経験とみなします。その理由はただひとつ。もう20年もやってきたのだから、というものです。でも、だからといって、それが正しいこと、意味のあることにはなりません。

これまでの人生で、やりすぎていることや、深く考えずに単なる習慣でやっていることはありませんか？

たとえば、コーヒーなしではいられないとか。ある特定の色の服ばかり着る、13日の金曜日には外出しない、とか。同じように、「何から何まで、月のリズムに従って行動する」というのだってやりすぎなのです。

いままで続けてきたことを、いったん破ってみてください。どうなるでしょう？

何は絶対食べない、何は食べなくてはいけない、そういう思いこみも捨てましょう。狂信的なベジタリアンが深刻な病気になったとき、その原因が動物性脂肪の不足だという可能性はあります。

多くのビタミンは油脂に溶けるので、脂肪をとらないのはよくありません。病気は、日々の小さな習慣の積み重ねから起こることがよくあります。

ペパーミントティーを毎晩飲んでいると、やがて慢性的な頭痛になることがあります。ペパーミントティーそのものは、リフレッシュするのによい飲み物です。ただし、適切な時期になら。いつでもいいわけではありません。

猟師が獲物をしとめられるのは、その動物の習慣、習性をよく知っているからです。わたしたちだってたいした違いはありません。

数年前、わたしたちが月のリズムとの関連で、脂肪、炭水化物、タンパク質、塩のとり方を発表してから、多くの類似本がでました。それらは「月のダイエット」と称して、どの日には何を食べるように、と決めつけています。それではなんの意味もありません。

何が自分の身体に合っているのか、いま何を食べたらいいか、それを知っているのは世界中であなたひとりです。自分の力で、それをみつけましょう。「あなたの人生」という舞台では、主役はあなたなのですから。

## これからの食事

まず最初に、自然の感覚を呼び覚ますための「月療法」の原則を、もう一度振りかえってみましょう。やせたい人の場合は次のようにしてください。

### ○満月

身体はなんでもよく吸収します。ですから太りやすいのです。一番いいのはこの日を果物の日にするか、断食の日にすることです。

### ◑欠けていく月

この期間は解毒と身体の浄化が盛んです。ふだんより、ほんの少し食べる量を減らすだけで、大きな効果が得られます。蓄えられた皮下脂肪を身体がどんどん使うからです。

### ●新月

身体は盛んに解毒します。数時間、食事をひかえるだけで効果は絶大。水分をとること！

## ◐満ちていく月

身体はよく吸収し、蓄えます。全体的に量を減らし、ふだんより5分早く食事を終えましょう。ただし、水分は十分にとります。この方法の特別なところは何でしょうか？

何も特別なものはありません。「月療法」という表現すら大げさです。まして「月のダイエット」などと言うものではありません。これは、本来わたしたちにふさわしい食事の摂り方をもとにした、やせる食べ方に過ぎないのです。

さて、あなたはもう自分が「アルファタイプ」なのか「オメガタイプ」なのかがおわかりだと思います。これをもとに、月の星座による食事法をお知らせしましょう。

わたしたちの本を書き写した多くの本の著者たちは、残念ながら一番大事な点を理解していません。何から何まで「月に従って」料理するなどと言うのは土台無理なのです。また、だれにでもあてはまるレシピの料理本を書くことも。わたしたちは、ただ食べ物の質について書いただけなのですから。

月の星座による食事と言うと、なんだか面倒に思えるかも知れませんが、決してそんなことはありません。あなたは自転車に乗れますか？　はじめはけっこう難しかったのでは？

でも、いまではそんなことはありませんね。

月のリズムに従うと、あなたの暮らしが面倒になるのなら、そうする必要はありません。これがあなたの人生を豊かにするものでないなら、どうか月といっしょに生きるなどということは諦めてください。これまで月のリズムに対する知識などなしに暮らしてこられたのですから、いまになってわざわざ面倒な思いをすることはないのです。

同じものを食べたのに、いやに塩辛く感じたなどという経験はありませんか？

何か特定のものが食べたくてたまらなくなることは？　ある食べ物をうけつけるかどうかは、もうお気づきでしょうが、「月の相」と関係があります。

お子さんのある方は経験済みかもしれませんが、本来の感覚を、いろいろな事情で鈍らせる（これは、お菓子が原因のこともありますし、身体によいからこれを食べなさいと強制されたためという場合もあります）「食べ物のサイクル」が、子どもにはよくみられます。

何日間もサンドイッチばかり食べたり、パンケーキばかり、あるいはすごく塩辛いものばかりを欲しがったりします。これはどこから来るのでしょうか？

簡単に言えばこうなります。つまり、食品とわたしたちの身体、そしてそれによるわたしたちの健康も、それをいつ食べるか、どの月の星座の日なのかということに左右されるのです。次のページに、月の星座と、その栄養素の相互作用を表にしてあげておきます。

これをもとに、あなたのタイプに従って、もっとくわしく見ていくことにしましょう。

●月の星座が影響を及ぼすもの

| 星座 | 栄養素 | 植物の部位 | 器官組織 |
|---|---|---|---|
| 牡羊座 | タンパク質 | 果実 | 感覚器官 |
| 牡牛座 | 塩 | 根 | 血液循環 |
| 双子座 | 脂肪 | 花 | 腺 |
| 蟹座 | 炭水化物 | 葉 | 神経 |
| 獅子座 | タンパク質 | 果実 | 感覚器官 |
| 乙女座 | 塩 | 根 | 血液循環 |
| 天秤座 | 脂肪 | 花 | 腺 |
| 蠍座 | 炭水化物 | 葉 | 神経 |
| 射手座 | タンパク質 | 果実 | 感覚器官 |
| 山羊座 | 塩 | 根 | 血液循環 |
| 水瓶座 | 脂肪 | 花 | 腺 |
| 魚座 | 炭水化物 | 葉 | 神経 |

**★塩の日——牡牛座、乙女座、山羊座**

根の日とも呼ばれます。この日には赤い色味のあるものを食べましょう。造血に適した日だからです。イチゴやラズベリー、赤い果物、赤い色のジュースなど。

もしあなたが、何らかの理由で塩分を控えた食事をしていたら、この日は特に気をつけてください。同じ塩分でもこの日には強く働く可能性があるからです。

**＊まとめ——塩の日には、ふだんより塩分をふやす、あるいは減らす**

自分がどちらのタイプかを観察して、それに合った食事の摂り方をしましょう。

**★脂肪の日——双子座、天秤座、水瓶座**

脂肪の日であるこれらの星座の日に、脂っこいものがたくさん食べられる人がいるかと思うと、においを嗅《か》いだだけでダメだという人もいます。

あなたはどちらでしょうか？　観察してみましょう。

初心者でも、これはすぐにわかります。それから、これを自分のタイプと関係づけ、アルファタイプだったら動物性脂肪や焼いた肉、オメガタイプだったら植物性や煮た肉というようにふりわけて応用してください。

けれども、いつでも臨機応変な態度は大切です。友人から食事に招かれ、テーブルに出てきたのが「わたしのタイプの脂肪」でないからといって食べなかったら、せっかくの雰囲気をぶちこわしてしまいます。しかも、ときどきこのようにルールを破ることは、むしろ身体を活性化し、抵抗力をつけるうえで必要なのです。

さらに、それを食べることで、何が自分に合っているかを再認識できます。

**＊まとめ――脂肪の日には、ふだんより脂肪分をふやす、あるいは減らす**

自分がどちらのタイプかを観察して、それに合った食事の摂り方をしましょう。

**★炭水化物の日――蟹座、蠍座、魚座**

この日に炭水化物を含む食品（パン、麺、ケーキなど）がおいしくたくさん食べられる人もいますし、見ただけでおなかが一杯になってしまう人もいます。

もうおわかりですね？　自分がどちらかをみきわめ、タイプに合った炭水化物をとってください。もしあなたがこの時期に、炭水化物を含む食品が特においしくたくさん食べられるタイプで、しかもやせたいと思っている場合、数カ月の間、蟹座、蠍座、魚座の日には炭水化物を避《さ》けましょう。

**＊まとめ――炭水化物の日には、ふだんより炭水化物を含んだ食品をふやす、あるいは減らす**

自分がどちらのタイプかを観察して、それに合った食事の摂り方をしましょう。

**★果物とタンパク質の日——牡羊座、獅子座、射手座**

この日には、果物（果実も含む）やタンパク質を含む食品が、特においしくたくさん食べられる人もいますし、ふだんより口に合わない人もいます。

同じように、自分のタイプに合わせて観察してみます。もしこのとき、あなたが「あなたのタイプの果物」がおいしく食べられるタイプなら、それを利用して、この時期に果物の日を数日続けましょう。

ジュースより、果物そのもののほうがいいのはもちろんですが、そのほうが簡単でいいというなら、ジュースでもかまいません。

**＊まとめ——果物とタンパク質の日には、ふだんより果物やタンパク質をふやす、あるいは減らす**

こうしてしばらくようすをみます。早ければ数週間後、遅くても数カ月後には、あなたは、月のカレンダーを手がかりに、それぞれの栄養素が自分にどのように働きかけるかがわかるようになります。そして、どの日にはどの栄養素を優先して摂ればいいか、減らせばいいかがわかります。

アレルギー体質の人には、これは特に役立ちます。なぜなら「アレルゲン」（アレルギーの原因）となる物質は、毎日同じ強さで身体に影響するわけではないからです。月のカレンダーを見れば、すぐに対策がとれます。ひと月のうち数日間、ある食品を断つというのは、生涯それを避け続けるよりはるかにたやすいのは言うまでもありません。

食べ物や飲み物に対する身体の反応は、一人ひとり違います。何日間か、ただ特定の食品しか食べたくなかったりすることがあっても、栄養が偏るのではないかと心配するには及びません。ひょっとすると、自然な感覚に目覚めた結果かも知れないのですから。

次に、食事についてまとめました。

・規則1　自然栽培、有機栽培、人工的に手を加えていないものを買って、心をこめて選び、料理すること。
・規則2　常に、自分のタイプに合った食材を選ぶ。ただし例外をおそれないこと。アルファタイプの人は1日3食、オメガタイプの人は1日5食に。
・規則3　月のリズムに従って食事をとること。

○満月
・原則　満月の2、3日前から食事を減らし、午後6時以降は何も食べないこと。満月当日は、もし、体調がよければ断食し、2リットル以上の水を飲む。
・補足　午後7時頃まで、たくさんお茶を飲む。そのあとはのどが渇いたとき。満月の日近くに、果物の日、あるいは断食の日をつくる。

◑欠けていく月
・原則　ふだんと同じように食べる。食品の質に気をつけること。身体の調子がよければ、その必要はない。あなたの感覚はすでによみがえっている。午後5時以降は何も食べない。

・補足　およそ午後7時頃まで、お茶をたくさんのむ。
そのあとはのどが渇いたとき。
毎日マッサージオイルを適宜塗ってマッサージする。

●新月

・原則　この2、3日前からできるだけ食事を減らす。
血液循環に問題がなければ、新月の日には何も食べない。
2リットル以上の水を飲む。

・補足　お茶を飲む。
この日の少し前に、果物の日、あるいは断食の日をつくる。

◐満ちていく月

・原則　全体的に食事を減らす。食事の内容に気をつける。午後6時以降は何も食べない。
毎日、午後7時頃までたくさんの水を飲む。そのあとはのどが渇いたとき。

・補足　お茶を飲む。少なくとも毎日2リットル。
毎日、ひきしめオイルでマッサージする。

# 第4章 色

# 色彩豊かな料理の国の知恵

テレビ番組、あるいは旅行の際に、国によっては市場がびっくりするほどカラフルなのに気がついた方は多いでしょう。

たとえば日本やインド、モロッコやスペイン、アフリカやラテンアメリカなど。

この豊かな色づかいは、市場だけでなく、レストランでも屋台でも、家庭の食卓でも同じだということも、おそらくご存じだと思います。

そして、これらの国、つまり色彩豊かなものを食べている国には太った人が少ないことも（なかには貧しさが原因の場合もありますが）。これらの国では、健康的な食事の秘訣は、「色を食べること」だといわれているのです。

1日のうちに、虹と同じだけの色の食べ物を食べましょう。

色と食材の関係は気にすることはありません。果物でも飲み物でもなんでもいいのです。調子の悪い身体器官のなかには、色を使うと効果があるものがあります。この場合の色は、食べ物でも、着るものでも同じように効きます。

たとえば、胆のうの働きを活発にするには黄色が効果的です。胆のうの調子がよくないと思ったら、黄色いシャツを着たり、黄色いシーツで眠ってみましょう。

日頃、わたしたちが眺めている色は、感情に働きかけるだけでなく、肉体的、精神的に影響を与えます。カーテンや、テーブルクロス、シーツ、寝間着などを買うとき、このことを知っていると役立ちます。

色はまた、見えないときでも、たとえば夜でも影響を与えているのです。

「長期的な作用」という言葉は、現代では、もう死語になってしまいました。何から何まで即効性が求められています。すぐに証明できないものは存在しない、と言うわけです。でもとにかくやってみてください。効果がわかるはずです。

## 「月の星座」と「色」

### ★赤

赤は創造的で活力にあふれ、大地に根ざしたエネルギーを呼び起こします。また、情熱や積極性を促します。新しいことを始める勇気も与えてくれます。

赤の色材は肝臓を強くし、赤血球を作る手伝いをします。また、赤は解毒と排泄の色でもあり、便秘や鉄分の欠乏も防ぎます。興奮しやすい人は使いすぎないように。赤が多すぎると、落ち着かなくなり、あわてたり、いらいらしたりすることがあります。

### ★オレンジ

赤と黄色のミックスであるオレンジは、身体の調子を整えてくれます。

なかでも、いらいら感や不安、落ちこみに効き、腺系や肺を強くしてくれます。オレンジ色のものを食べ過ぎたからといって心配はありませんが、ひとつの色に偏るのは、いつの場合でもおすすめしません。

臆病な人は、オレンジ色の服を着るといいでしょう。でもこの場合も、それ一色になららないように。オレンジ色が多すぎると、人から頼られすぎてしまうからです。消化不良や肌荒れ、便秘にはオレンジが効きます。

特に乙女座のときに。オレンジは食欲を増進させるので拒食症にも効果があります。また、暖かみがあるので、楽天的な気持ちにしてくれます。

**★黄色**

黄色は気持ちを元気にしてくれ、腺機能を強め、神経を鎮め、思考力を高めてくれます。子どもが宿題をするときなどにいいでしょう。

消化液を活性化し、消化不良をふせぎます。精神的な疲労感も軽くしてくれます。したがって、教室や研究室などのインテリアに使うといいでしょう。また、脾臓《ひぞう》を保護し、リンパ系を活性化し、肝臓障害を軽くします。

**★緑**

緑はいろいろな意味でバランスを取り、中和させる色です。希望と調和、癒しの色でもあり、自然な成熟を促す色でもあります。

脳下垂体に働きかけるので、新陳代謝を調節する効果があります。肝臓と脾臓のバランスをとり、筋肉や結合組織を再生します。

また、目を休めてくれます。緑を使いすぎてもあまり気にすることはありません。せいぜい少し反応が遅くなることくらいです。

**★青**

青は気持ちを鎮め、痛みを和らげ、眠りを誘い、熱を冷ます力があります。緑同様、青も気にせずどんどん使ってかまいませんが、あまり青だらけにすると、まれに疲労感とか無気力、低血圧などになることがあります。

青い食材の食べ過ぎにはご注意。赤ワインが倦怠《けんたい》感をひきおこすのは青を含んでいるからです。

青には熱を冷ます働きがあり、やけどにも効果があります。人と関わることの多い人は、青の服を着ると、あまり煩わされずにすみます。青は気を鎮め、落ち着かせ、まわりを気にすることなく創造的な考えに向かわせてくれるからです。

**★紫**

気分を落ち着かせてくれるので、瞑想《めいそう》にむいています。脾臓の働きを活発にします。

また、痛みを和らげ、リンパの循環を円滑にし、知覚を鋭くしてくれます。

紫の食べ物は血をきれいにして、食欲を抑えます。神経を和らげるので芸術的な仕事に就いている人に向いています。

| 基本色 | 反対色 | 属性 | 「欠けていく月」にいる期間 | 「満ちていく月」にいる期間 |
|---|---|---|---|---|
| 赤 | 黄色と青 | 火 | 4月～10月 | 10月～4月 |
| 青 | 赤と黄色 | 土 | 5月～11月 | 11月～5月 |
| 黄色 | 赤と青 | 風 | 6月～12月 | 12月～6月 |
| 緑 | 紫あるいはオレンジ | 水 | 7月～1月 | 1月～7月 |
| 赤 | 黄色と青 | 火 | 8月～2月 | 2月～8月 |
| 青 | 赤と黄色 | 土 | 9月～3月 | 3月～9月 |
| 黄色 | 赤と青 | 風 | 10月～4月 | 4月～10月 |
| 緑 | 紫あるいはオレンジ | 水 | 11月～5月 | 5月～11月 |
| 赤 | 黄色と青 | 火 | 12月～6月 | 6月～12月 |
| 青 | 赤と黄色 | 土 | 1月～7月 | 7月～1月 |
| 黄色 | 赤と青 | 風 | 2月～8月 | 8月～2月 |
| 緑 | 紫あるいはオレンジ | 水 | 3月～9月 | 9月～3月 |

## ●各星座の特徴

| 星座 | シンボル（イラスト） | 星座が支配している身体部分 | 器官組織 | 栄養素 |
|---|---|---|---|---|
| 牡羊座 |  | 頭、目、鼻 | 感覚器官 | タンパク質 |
| 牡牛座 |  | 歯、耳、喉頭、顎《あご》、言語器官、首、甲状腺も含む | 血夜循環 | 塩 |
| 双子座 |  | 肩、腕、手 | 腺 | 脂肪 |
| 蟹座 |  | 肺、食道、胃、十二指腸、肝臓、胆のう | 神経 | 炭水化物 |
| 獅子座 |  | 血液、心臓、横隔膜も含む | 感覚器官 | タンパク質 |
| 乙女座 |  | 大腸、小腸、脾臓《ひぞう》、膵臓《すいぞう》 | 血夜循環 | 塩 |
| 天秤座 |  | 腰、腎臓、膀胱《ぼうこう》 | 腺 | 脂肪 |
| 蠍座 |  | 生殖器、尿路 | 神経 | 炭水化物 |
| 射手座 |  | 大腿《だいたい》 | 感覚器官 | タンパク質 |
| 山羊座 |  | 膝、皮膚、骨 | 血夜循環 | 塩 |
| 水瓶座 |  | 下腿《かたい》（ひざから下の足首までの間） | 腺 | 脂肪 |
| 魚座 |  | 足（くるぶしから下） | 神経 | 炭水化物 |

次に、それぞれの月の星座と色について詳しくみていきましょう（前ページの表を参照）。

### 牡羊座

- **基本色――赤**
- **反対色――黄色と青**

牡羊座のときは、赤い食べ物は特に強く働きます。飲み物でも同じです。赤はいつでも先に記したような効果がありますが、牡羊座、獅子座、射手座には特にそれが強いのです。頭痛は血行に関係があり、牡羊座のときによく起こります。意識して赤いものを食べると、血行がよくなるだけでなく、いろいろなメリットがあります。

その反対に、どちらかといえば血液の循環が活発すぎたり、血圧が高いときには、反対色を使うとセーブできます。牡羊座の場合は、黄色と青です。

### 牡牛座

- **基本色――青**
- **反対色――赤と黄色**

この後の表（129ページ）にまとめた、青の欄にある食べ物は、牡牛座、乙女座、山羊座の日には、特に強く働きます。

反対に、赤いものをあまり食べないほうがいい人、たとえば血圧が高い人には、牡牛座は理想的な時期です。このときには、赤はあまり強く作用しないからです。すべての色のものを食べるのは大切ですが、毎日同じ分量が必要なわけではないのです。

首のまわりは、牡牛座の支配する場所です。緑はいつでも効果的ですが、扁桃腺《へんとうせん》がはれたり、口内炎、甲状腺や舌にトラブルがあったりしたら、この時期、青が特に有効です。甲状腺の機能低下には赤、亢進《こうしん》（進行すること）なら青、あるいは緑の食材を多く使うようにすると、牡牛座の日には特に効果があります。

## 双子座

- **基本色――黄色**
- **反対色――赤と青**

黄色の食材は、双子座、天秤座、水瓶座の日には活躍します。

双子座の日には、肩甲帯《けんこうたい》の手当てをするといいでしょう。赤は血行をよくするので、赤い色の服を肩のあたりに使うと効果があります。

黄色いものを食べると、肝臓と胆のう、さらに胃や脾臓にも効きます。双子座は、直接、肝臓や胆のうと結びついてはいませんが、黄色の作用でこの部分をサポートします。

　赤と青は双子座の黄色の反対色で、この日にはあまり強く作用しません。特に赤は双子座、天秤座、水瓶座の日には一番影響力が弱くなります。

　ということは、神経質な人、せっかちな人は、この日には安心して服にでも食べ物にでも赤が使えるということになります。双子座の日には、黄色の力を借りて神経を強くしたり腺機能をサポートしたりするといいでしょう。

### 蟹座

- **基本色——緑**
- **反対色——紫あるいはオレンジ**

　緑は特に胸部に働きかけます。ですから、月が蟹座にある日は、自律神経系を緑の力でサポートするといいのです。緑の食べものはたくさんあります。緑は服でも、緑のある公園の中の散歩でも、水の日（蟹座、蠍座、魚座）には特別に力を発揮します。

　深呼吸をしてみましょう。深呼吸なんて……。あなたはそう思うかも知れません。けれども、現代人の多くはそれを忘れています。せめて蟹座の日には外の新鮮な大気の中で大きく深呼吸してください。アルファタイプの人は、吸い込みを、オメガタイプは吐くほうをないがしろにする傾向があります。深呼吸をして、確かめてください。眠くなったときには特に。

水の日には、神経系に対する手当てはふだんより効果があります。ビタミンB群は助っ人です。水に溶けるこのビタミンは、穀物の殻や米の皮、イースト、じゃがいもなどに含まれています。

肺の弱い人は、生のものより、火を通したものを食べることを、おすすめします。南方の果物や冷たく酸味のあるものも食べ過ぎないこと。また、肺の強い人は、肝臓や腎臓も弱いことが多いので、この逆になります。

### 獅子座

**・基本色――赤**

**・反対色――黄色と青**

心臓疾患や高血圧のおそれがあったら、獅子座の日には赤を避けます。食べ物でも服でも。バランスを取るために反対色を使いましょう。

たとえば、黄色と青のテーブルクロスなど。グリーンのクロスでもいいでしょう。この色はいつでもバランスをとる働きをします。

低血圧の人は疲れやすく、気持ちに張りがないことがあります。そういう人は、この日こそ、いろんなものに赤を使いましょう。獅子座の日が最高です。

## 乙女座

- **基本色——青**
- **反対色——赤と黄色**

消化器官が弱い人はこの日を逃さないこと。たとえば、胃腸の調子がよくなければ、反対色の赤を使います。消化作用が強すぎるなら、青を使ってなだめます。

肝臓や胆のう、胃や脾臓のトラブルには黄色を。また酸味のある食べ物はリフレッシュしてくれるだけでなく、しばしば空腹や不眠を和らげます。

この日ほど、あなたが何を食べるかによって効果の違う日はありません。

血をきれいにするには、この日にビタミンK（油に溶けます）を摂るといいでしょう。緑の野菜、レバー、卵の黄身に含まれています。

オレンジ色は、消化不良や便秘にききます。

紫色は、脾臓を活性化するので免疫力を高めます。

腸や消化器官系に問題のある人は、極端なことをしがちです。たいていのばあい、そこにはなんらかの不満が潜んでいます。長年の行動様式や食習慣は一朝一夕に治るものではありません。しかも身体は時間をかけて、自然なもの、そして自然なリズムに少しずつなれていくものなのです。

便秘に悩んでいる人は、たえず下剤を飲むのをやめること。身体から本来の機能を奪ってしまうと、活動を停止し、正しいサインを出さなくなってしまうからです。これは下剤にかぎらず、全般にわたって言えることです。

朝ご飯の前に、ぬるま湯を飲んでごらんなさい。効き目があるはずです。体操もいいでしょう。朝起きあがる前に、右の膝を1分間、両手で胸に押しつけます。

それから左も同じようにし、最後に両膝をやはり1分間押しつけます。続けると効果があります。黄色の服を着るのもおすすめです。けれども、下痢の時には避けましょう。

### ♎天秤座

**・基本色――黄色**

**・反対色――赤と青**

天秤座の日に、腺系になんらかの手当をすると、ほかの日よりも効果があります。服や食事に黄色を選ぶと胆のうと肝臓にいいでしょう。これは乙女座の日から始められます。ビタミンC欠乏に悩んでいる人は、この日には比較的バランスがとりやすいはずです。

レモンは、ビタミンCをたっぷり含んでいますが、すぐに食卓にのせないかぎり、本来のビタミンCが、かなり失われてしまいます。それより、野草サラダを。同じ分量の緑の野菜より何倍ものビタミンCがあります。ビタミンやミネラルは、天秤座の日に摂るとよく吸収されます。満ちていく月の時だと、より効果的です。もうおわかりですね。満ちていく月には「吸収」、欠けていく月には「放出」の作用があるのです。

脱毛は、腺系の働きが正常でないときにもよく起こります。リンパ腺、扁桃腺などの腺と粘膜とは密接な関係があり、黄色を使うことでサポートされます。感染症に対する抵抗力も強くなります。

## 蠍座

- **基本色――緑**
- **反対色――紫あるいはオレンジ**

すべての緑色の野菜には、ビタミンE（油に溶ける）が含まれています。生殖器官にはビタミンEが必要です。蠍座の日には心して緑の野菜を摂ってください。ビタミンEは小麦胚芽《はいが》のほか、ほうれん草やピーマンなどにも含まれています。

緑は成長を促します。緑色の野菜、またはビタミンEの不足は流産や早産の元になります。場合によっては不妊症を招きかねません。

流産しやすい女性は、緑色であっても、タイムやロベッジなどのスパイスは避けたほうがいいでしょう。この星座の日には、胎児によくない影響を与えるからです。昔は望まない出産のときにこのハーブが使われました。

水の星座（蟹座、蠍座、魚座）の日には、神経系の手当てをするとよく効きます。蠍座の日には思う存分緑色の食べ物をとりましょう。

女性は男性よりも、腎臓が弱い人が多いのです。植物性の食品を生でたくさん食べるとよいでしょう。腎臓が強く、そのかわりに脾臓が弱い人は、火を通したものをおすすめします。塩の使いすぎはもちろんよくありませんが、少なすぎるのも考えものです。

瞑想《めいそう》がお好きなら、蠍座の日には緑のカーペットの上でやりましょう。

湿布をするなら、それぞれの患部に合った色の布を使ってください。

たとえば、腎臓や膀胱《ぼうこう》の具合が悪ければ、オレンジ色、肝臓や胆のうだったら、黄色というように。緑はどこにでも使え、特に熱のあるときにむいています。

## 射手座

・基本色――赤

・反対色――黄色と青

射手座のエネルギーは感覚器官に働きかけ、赤の力で身体中の血行をよくします。静脈に特に強く働きかけます。

この日にはまた、タンパク質や果物を摂るといいのです。ただ、動物性タンパクと植物性タンパクを混ぜないように。赤い果物や野菜はすべて果実の日（牡羊座、獅子座、射手座）にはふだんの日より影響力があります。

## 山羊座

・基本色――青

・反対色――赤と黄色

山羊座の日は肌の手入れに最適。そのとき青を使うといいでしょう。

健康な肌は、わたしたちの体調がよいことを表していますが、肌荒れも外側からの手入れでよくすることはできるのです。ただし、バランスの取れた暮らしかたと健康的な食事をしていなければ効果が少ないのは当然です。

ビタミンEは、健康な肌を作るのに大切なものです。胚芽油を始めとした植物油、穀類、豆類などに多く含まれています。山羊座で満ちていく月のときには、このビタミンは特別によく吸収されます。青の食品も同様です。

動物の新鮮な内臓は手に入りにくいものですが、もし手にはいるようなら、ぜひ食べましょう。

### 水瓶座

- **基本色――黄色**
- **反対色――赤と青**

水瓶座の基本色である黄色は血行をさまたげる可能性があり、その結果、静脈瘤《りゅう》などが起きることがあります。そのようなときには赤を使いましょう。

すでに静脈瘤があり、それを治したかったら、欠けていく月の時期で水瓶座、魚座、山羊座以外の日を選びます。特に水瓶座を避けること。

もともと静脈瘤は血液が濁っていることから起こります。この日に黄色の食べ物をしっかり摂って、黄色の服を着ると効果があります。

## 魚座

・**基本色——緑**

・**反対色——紫あるいはオレンジ**

緑は魚座の色ですが、足には実に多くの作用やエネルギーが集まっているため、もはや緑はたいした働きをしません。魚座の日が関わる身体の部分そのものはせまく、くるぶしから下の足とその指だけです。けれどもそれが、身体全体に及ぼす力はものすごく大きいのです。

足が全身の経線の終点になっているからかも知れません。どの身体の部分も、どの器官も足のある1点を刺激すると、症状が和らぎ、よくなるからです。

リフレクソロジーは、身体の解毒作用にとてもよくききます。どの身体器官も身体部位も、足のごく小さなある1点につながっているからです。足の裏をやさしくマッサージするか、あるいは指圧することで、さまざまな不調を解決することができます。

このマッサージは、魚座の日にすると特に効果があります。ただし、ふだんより敏感になっているので注意深くやりましょう。また欠けていく月の期間ならさらにいいでしょう。

次のページに、これらの基本色と食材についてまとめました。

### ●色の性質と食材

| 色 | 性質 | 食材 |
| --- | --- | --- |
| 赤 | ・血行をよくする<br>・元気づける<br>・造血作用 | トマト、ラズベリー、イチゴ、サクランボ、リンゴ、ラディッシュ、赤のパプリカ |
| 青と紫 | ・エネルギーを送る<br>・炎症を抑える<br>・痛みを抑える<br>・神経を和らげる<br>・安眠を誘う<br>・バランスをとる | コケモモ、ブルーベリー、ニワトコの実、ブラックベリー、ブラックチェリー、青いブドウ、プラム、スモモ、なす、ムラサキキャベツ |
| 黄色とオレンジ | ・バランスをとる<br>・神経を強くする<br>・刺激を与える<br>・粘膜を活性化する | 黄色のパプリカ、アンズ、にんじん、リンゴ、ナシ、トウモロコシ、バナナ、玉ねぎ、セロリ、ニンニク、レモン、オレンジ、アーモンド、グレープフルーツ、パイナップル |
| 緑 | ・落ち着かせる<br>・バランスをとる<br>・成長を促す | ほうれん草、グリーンピース、インゲン、ズッキーニ、グリーンのハーブ（パセリ、ディル、バジル、ミントなど）、アサツキ、ねぎ |

# 第5章 ハーブ

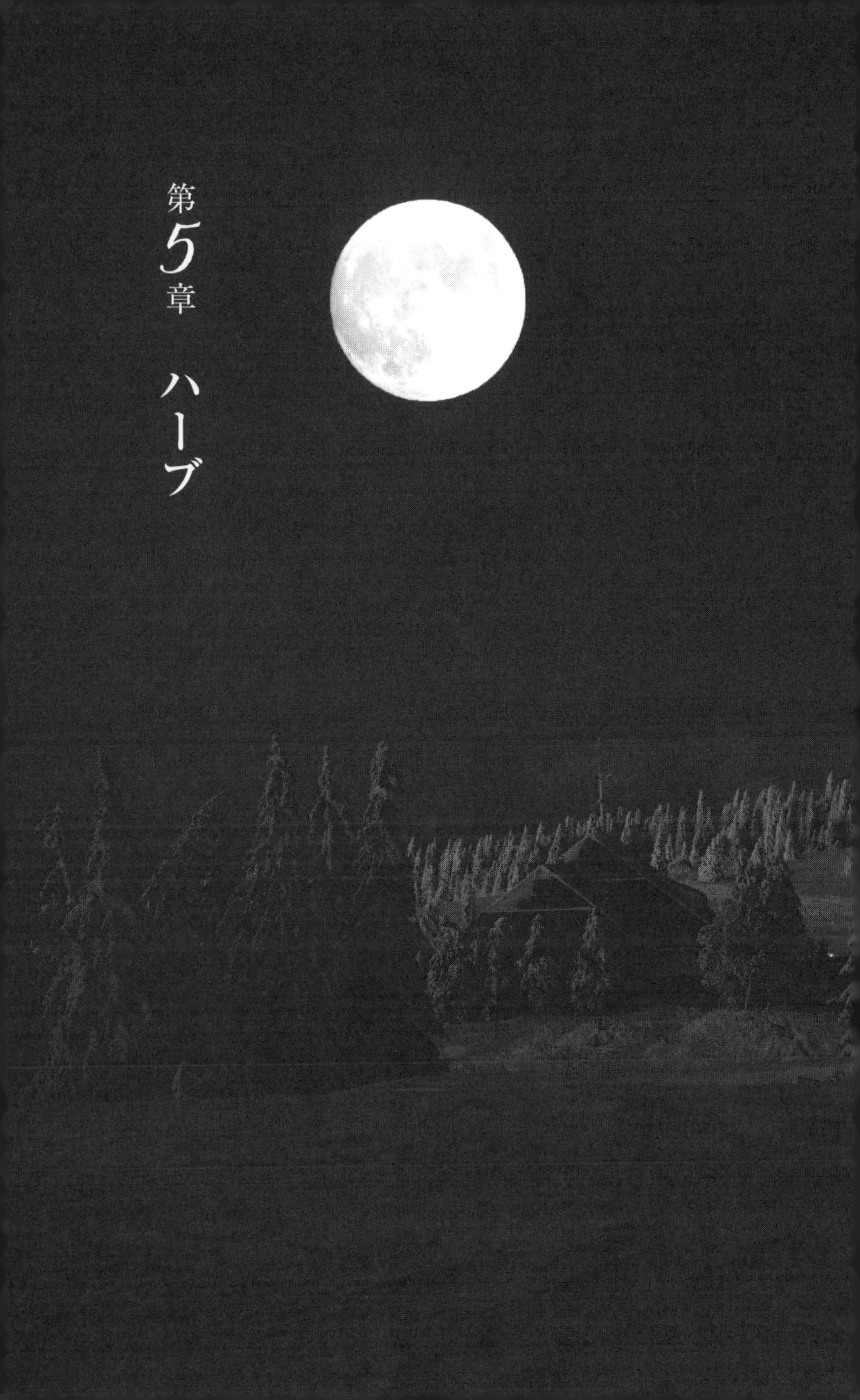

# ハーブの力

あなたの家の外には、たくさんの野草が生えていることでしょう。野草はアスファルトの割れ目を突き抜け、垣根の下やいたるところに顔を出します。

ある知人の話です。

彼は都会のはずれに住んでいて、庭の手入れが好きでした。

ある日、芝生の間から見たこともない草が生えてきて花を咲かせました。

それからおよそひと月後、彼は身体の不調を訴え、医者にかかりました。その医者はかなり高価な漢方薬を処方しました。

まもなくして、彼は図鑑で庭に生えてきた草を見つけました。なんとそれが彼が処方された薬草だったというのです。

ここで、ハーブについて改めてお伝えしたいことを、前著『月の癒《いや》し　自分の力で』から引用します。

## ●自然が育《はぐく》む植物

土がまだ自然な状態を保ち、肥料や農薬を与えられていない場合には、一戸建ての家のまわりには実にさまざまな薬草が育つものです。

それを見れば、どんな人が住んでいるか、そしてその人たちが自分たちの健康のためにどういう薬草を必要としているかがわかります。

住人のうちの誰《だれ》かが身体が弱かったり、病気にかかっていたりすると、突如としてそれに効く薬草が近くに生《は》えてくるのです。

場合によっては、病気にかかる前に、その病気に効く薬草が生えてくることもあります。その人たちが引っ越して別の家族がやってくると、すぐ近くに生える薬草の種類や組み合わせも変化し、新しい住人の健康条件に適応するのです。

これをあなたはどう解釈しますか。

わたしたち人間は所詮《しょせん》、自然という木の一葉にすぎません。そして、自然はこれほど賢く、寛大にわたしたちに接してくれているのです。

イラクサ、ヒナギク、タンポポ。こういうおなじみの「雑草」に病気の症状を和らげ、治す力があることをご存じでしたか。

あなたは今、雑草を、これまでとは違った目で見るようになったのではないでしょうか。

大自然が育む植物の葉や花、果実、根などが役に立たない疾患はめったにありません。愛情を込めて上手に薬草を使う人は、おいしい料理を並べるだけでなく、食卓を囲む人たちを健康にすることができるのです。

わたしたちの使っている香辛料の多くは、さまざまな病気の予防や治療に役立ちます。たとえば、パセリ、アサツキ、ローズマリー、セージ、ロベッジ、ヨモギなど。残念ながらこれらの薬草は、たいてい単なる薬味として扱われていますが、その効用を知ったら、それだけではあまりにもったいないと思うことでしょう。

薬草や野生の野菜は、栽培野菜よりはるかに栄養に富んでいるのです。

前世紀に薬草学が衰退したおもな原因は、薬品産業が発展したためばかりではありません。何よりも、その「秘訣《ひけつ》」がほとんど忘れ去られてしまったことにあるのです。

(『月の癒《いや》し　自分の力で』より)

ところで、ぜひ次のことを守ってください。

できるかぎり、近くでとれたフレッシュあるいはドライハーブを使うこと。

はじめは面倒かもしれません。でも数日後、それが楽しみになっているのに気がつくはずです。味のよさと自然の持つエネルギーの両方を手に入れられるのですから。

どの家にも、ハーブを2種類くらい植えるスペースはあるでしょう。庭がなければ鉢植えでもプランターでもいいのです。

## ハーブを使うための3つのヒント

●その1、どの植物も、「全体」を使うことではじめて100パーセント効力を発揮するのであり、作用物質だけをとり出しても十分な働きをしない——これを忘れないでください。

植物には、何の効果もない、余分に思える成分が含まれていることがあります。それどころか、そのような一見余分な物質の中に、弱い毒性があることも珍しくありません。けれどもここで注意しなければならないのは、これは作用物質が多すぎる植物の場合で、それが強く作用しすぎないようにとの自然の叡知《えいち》だということです。このようにして自然は、みごとなまでにバランスをとっているのです。

せっかく調和している構成要素を、ばらばらにしてエキスをとりだすのは無意味です。どうかハーブをそっくりそのまま使ってください。

●その2、ハーブを使うときには、月のリズムによる適切な時期を選んで下さい。それによって効果が大きく違ってくるのです(これについては『月の癒《いや》し　自分の力で』のハーブの章で詳しく紹介しました)。

●その3、これをわかりやすくお伝えするのは難しいのですが、やはりハーブの大切さです。いま、あなたが頭痛に悩んでいて、それに効くのはセイヨウノコギリソウだとします。このとき、そのハーブを眺めるだけでも、すでに効果があるのです。あるいは香りを深く吸い込むだけでもいいですし、紙か革の袋に入れてしばらく首に巻いたりしてもいいのです。

多くの人たち、なかでも自然と共生してきた人たちは、このことをよく知っていました。信じない人もいるかも知れませんが、化粧品は成分上、皮膚の真皮《しんぴ》にまで浸透することはありません。もし、皮膚の真皮に浸透するとしたら、薬品とみなされて自由に販売できなくなります。

でも考えてみてください。もし、化粧品の化学成分がそっくり皮膚から吸収されたら、そのほうがずっとおそろしいのではないでしょうか?

さて、ハーブの作用物質がそばにあるだけで、すでに効果があることはお話ししました。乾かしたものを枕やクッションに入れるのもおすすめです。皮でもいいし、麻でも木綿でも。これはネイティブ・アメリカンに古くからつたわる方法です。サラダにして食べるのももちろん効果があります。

## キッチンハーブを使う適切な時期について

これを知っているかどうかで、効果はもちろん、長もちさせるためにも大きな違いが出てきます。

**★すぐに使う予定のないハーブは、「満月の直前」か、「満月当日」、あるいは「欠けていく月」の時期に摘む**

本来、欠けていく月のときに摘むのは、治癒力の面では最適ではありません。けれども、保存する時期が満ちていく月にあたると、しおれやすく、くさりやすくなります。ですので、満ちていく月の時期に摘んだものは、欠けていく月の時期まで延長して乾かしてください。そして乾かしたハーブを包装したり、何かに詰めたりする前にはハーブを振ってみてください。たとえ欠けていく月の時期や新月が過ぎても、かさかさという音がしなかったら、保存は無理です。すぐに使ってください。

保存には特に気をつけてください。せっかくの自然の贈り物をむだにしては申しわけありません。乾かすには日陰におき、何度もひっくりかえします。空気を通す自然素材を敷き、アルミのホイルなどはつかわないように。

保存するには、摘んだ時期にかかわらず、欠けていく月の時期に。満ちていく月の期間には、「かめ」や「つぼ」などの容器に入れるとさらにくさりやすくなります。

乙女座の日はご注意。たとえ欠けていく月の時期でも摘まないこと。

保存にいいのは、濃い色の瓶や段ボール箱、紙袋などです。乾いたまま、光線から遮《さえぎ》られるうえに、アロマも治癒力も保てます。ひとまとめにしてつるして、ドライフラワーのようにするのもいいでしょう。あたりに香りも広がり、場所もとらず、気軽に使えます。

ハーブの使い方はたくさんあります。たくさん出ている本を参考に楽しんでください。

## そのほかのアドバイス

**1、何を飲むのであっても、薄いグラスやカップで**

のどが渇いてたまらなくなるまで待ってください。それから、分厚いグラスと薄いグラスの両方に冷たい水をつぎます。それぞれのグラスから一口ずつ飲みます。違いがわかりますか？　分厚いグラスでワインを飲むと想像してもいいかもしれません。

厚ぼったい陶器は、たとえば水をためておく「かめ」にはいいかもしれません。けれども、食卓では薄いグラスを使ってください。

牛乳は別です。分厚いカップやグラスの方がおいしく飲めます。試してみてください。

**2、野菜、スープ、パンのタネなどをかき混ぜるときには、いつも木のスプーンで**

木というのは、非常にゆっくりとしたエネルギーを秘めています。ですからいらいらするのを防いでくれます。

プラスチックの柄《え》がついたシャベルで砂や雪をすくったことがありますか？　木の柄のものよりずっと疲れませんでしたか？　そのわけは、木は手の力と溶け合い、身体の一部となってくれるからです。それに対して金属やプラスチックは、多かれ少なかれ、人間の意志に抵抗します。

プラスチックがほこりを吸い寄せるのはなぜでしょう。金属やプラスチックの柄だとマメができやすいのは？　塗装された木（つまり合成品に変わった）の場合は、似たような結果になります。どうか試してみてください。

**3、スプーンの響きに耳を傾けましょう**

かき混ぜているとき、スプーンやへらがお鍋に当たって音がしますね。この音がとても低かったら、十分かき混ぜたことになります。まだそんなに低くなかったら、かき混ぜ方が足りません。これを聞きとれる人はあまり多くありません。

張りきってやってみようとしてもだめです。何も考えずに耳を傾けたとき、ふっと聞こえるようになるのです。

**4、適切な時期に掃除や洗濯を**

満月の直前や、その当日には大掃除は避けましょう。

蟹座、蠍座、魚座のときも。なかでも食品戸棚の掃除を避けること。欠けていく月の双子座、天秤座、水瓶座、牡羊座、獅子座、射手座がおすすめです。

木のボウルは水だけで洗います。特に穀物がついた場合は、お湯を使わないこと。そして、たまに洗剤をつけてすすいでください。塗装していないボウルを使うことが大事です。

**5、食べる順序**

壁に絵を飾るとき、まず釘を打ってから絵を掛けますね。ものごとにはすべて、適切な時期だけでなく、適切な順序というものがあるのです。

生のものは、火を通したものの前に食べること。果物や生の野菜に含まれる果糖、ビタミン、ミネラルなどは、胃に到達する前に消化されるため、消化酵素が節約できます。そのため、これらを先に食べるのです。さらに、

①果物、ナッツはサラダや生の野菜の前に。

②次にパンや牛乳。

③そのあとに、肉や火を通した野菜、卵、チーズなど。

④そしてデザート、コーヒーなど。

もし、これとは違う順序で食べていたり、生ものと火を通したものをいっしょに食べていたりしたなら、数週間、この順序で食べてみてください。結果は自然とわかるでしょう。

### 6、料理の組み合わせ

もし植物を自然のままにしておくと、それぞれの植物はおたがいに有害な生物を近づけないよう助けあいます。混合栽培がいいのはこのためです。自然の中で共生し調和する植物同士なら、皿の上でも調和のとれた組み合わせになります。

そうでないものは食卓でも別々にし、順々に食べましょう。

左のページに、よい組み合わせの例をあげておきます。

## 野菜　　好ましい組み合わせ

じゃがいも……キャベツ類、ほうれん草、ツルナシインゲン、コールラビ、ディル
にんじん……玉ねぎ、ほうれん草、レタス、トマト
きゅうり……玉ねぎ、インゲン、セロリ、赤かぶ、パセリ、レタス、コールラビ、キャベツ類
エンドウ……セロリ、レタス
セロリ……ツルナシインゲン、ほうれん草、玉ねぎ、インゲン、トマト、ねぎ、コールラビ、キャベツ類、きゅうり、エンドウ
ほうれん草……トマト、インゲン、コールラビ、にんじん、じゃがいも、キャベツ類、セロリ
トマト……セロリ、ほうれん草、玉ねぎ、パセリ、レタス、ねぎ、にんじん、キャベツ類（ムラサキキャベツ以外）、コールラビ、ツルナシインゲン
レタス……玉ねぎ、トマト、インゲン、ツルナシインゲン、だいこん、ディル、エンドウ、きゅうり、にんじん、ねぎ、パセリ、コールラビ

逆によくない組み合わせは、インゲンと玉ねぎ、キャベツと玉ねぎ、かぶとトマト、じゃがいもと玉ねぎ、トマトとエンドウ、ムラサキキャベツとトマト、エンドウとインゲンです。

もしあなたがよくじゃがいもを食べるなら、生のパセリかアサツキ、またはその他のハーブを添えるとよいでしょう。ハーブには食材の癖をとる働きがあります。

**7、食事のときに、うるさいことを言わないようにしましょう**

特に子どもは、食事中にお行儀ばかり注意されると、せっかくの楽しみが損なわれてしまいます。

太りすぎの人には、子どもの頃、両親からマナーを厳しくたたきこまれたという人が少なくありません。たしかに行儀よく食べることは大事ですが、言い過ぎないように。

**8、食事中は、あまりしゃべらないように**

もし、それでもおしゃべりしたいなら、楽しいことを。おしゃべりのしすぎは太るもとです。もっといけないのは、よくある、「ビジネスランチ」などの仕事がらみの食事です。始終こういう食事をしている人の共通点は、おいしいもの、高価なものを食べていながら、消化されていないことです。

ゆっくり食べてよく噛むのは大事です。身体が、これから何が来るかというメッセージにたいして、十分に準備できるからです。

**9、「ながら食べ」はやめましょう**

読みながら食べる、テレビを見ながら食べる、これもよくありません。消化器官がいろいろな情報にふりまわされ、しっかりと役目を果たせないからです。

**10、香りのある果物を買いましょう**

このごろは香りのない果物がふえました。果物の香りはとても大事です。

**11、グリーンサラダは手でちぎりましょう**

ちぎれば細胞がこわれず、野菜本来の生命力がこわれません。ビタミンも損なわれずにすみます。

**12、何を食べるか、人に強制してはいけません。特に子どもには気をつけましょう**

子どものもつ自然の感覚を鈍らせてはいけません。お母さんが喜ぶ、と思うと子どもは食べたくなくても食べるものです。それを悪用してはいけません。

**13、肉の自然なにおい**

少数民族の中には、肉を焼くまえにまず煮る人たちもいます。焼いた肉にお湯をかける。これを3回くり返しましょう。こうすれば、肉が本来もっている香りがわかります。スパイスをたくさん使ったり、濃い味付けをしたりする必要はありません。それでもよい香りがしなかったら、肉屋さんを変えましょう。

**14、じっくりつるされて、やわらかくなった肉を買いましょう**

きちんと管理された肉には、一滴も血がありません。血は肉汁と混同されています。血の滴るステーキなど、とんでもない代物なのです。生肉は血が滴る肉という意味ではありません。いまだにこれを間違えている人が多いのです。解体する前、加工する前に、完全に血抜きが終わっていなければなりません。専門用語では「(一定の期間つるされて)食べ頃になる」と言います。これは、今日あまり重視されていません。

**15、その土地の作物を食べましょう**

ある一定の地域で成長したものには、その土地に住む人たちが必要とする栄養素がそなわっています。もちろん動物や植物が化学肥料や農薬にさらされなければ、の話ですが。同じように、はるばる遠方から輸入された食物は、原産国の人たちにとって大事な栄養素が含まれているのです。それが、必ずしもわたしたちに必要だとはかぎりません。ですから、あまり大量にとると身体が弱る場合があります。

こう言ったからといってもちろん、バナナや外国産の野菜、輸入された牛肉を諦めなさいと言っているのではありません。程度の問題です。

中心となる料理を、土地のもので作るようにしましょう。

せめてフレッシュハーブくらいはいつも身近な産地のものにしましょう。一番いいのは自家製ハーブです。

**16、パンは切らずに手でちぎって食べましょう**

このほうが、おいしく、消化もいいのです。

**17、なんであれ、かき混ぜるときには、紅茶の砂糖からシチューまで時計回りに**

時計回りにすれば、エネルギーが伝達されます。逆にすると、食物からエネルギーを奪ってしまいます。

**18、猛暑のときには冷たい飲み物はやめましょう**

アメリカ人で、ものすごく太った人を見ることがあるでしょう。これは何もファストフードのせいばかりではありません。暑いとき、アメリカ人の多くは、氷を入れた非常に冷たい飲み物を飲むからです。冷たいものは消化を妨げます。砂漠の国に住む人たちが温かい飲み物をとるのには、ちゃんとした訳があるのです。

**19、あまり熱いものを食べないようにしましょう**

食事の前にする祈りのひとつの効用は、食べ物がすこし冷めることです。アルファ、オメガどちらのタイプにも、熱すぎる食べ物はすすめません。また、熱いものと冷たいものを同時に食べるのもよくありません。

**20、卵を使うとき、牛乳を使うとき、いつでもその半量にしてあとは水を使いましょう**

こうすると多くの料理はおいしくなるだけでなく、身体への負担も少なくなります。オムレツやパンケーキが好きですか？　それなら、まずこうしてみてください。また、卵は早くかき混ぜないでそっと混ぜたほうがいいのです。

**21、ゲップが出たら食べるのをやめましょう**

もしそのまま食べ続けると、地下室に「新しい部屋」を作るような状態になります。たとえ十分に食べたとしても、新しい部屋ができたため、おなかが空いているような錯覚が生じるのです。

こんな経験はありませんか？　もうすこしでおなかが一杯になるというとき、何かの理由で、しばらく食卓を離れ、それからまた食べ始めると、びっくりするくらいたくさん食べてしまったというような。そう、これは「新しい部屋」ができてしまったからです。そして、その部屋が一杯になるまで食べてしまうのです。

**22、午後6時以降は、あなたもお子さんも牛乳を飲まないで**

眠る前のホットミルクは、身体によくありません。肝臓にも身体にも負担をかけるからです。こんなことを言うのも、現代ではほんとうによい牛乳がなかなか手に入らないからです。

子どもは3歳までは牛乳を避けましょう。

**23、2歳以下の男の子には、卵を食べさせないほうがいいでしょう**

2歳以下の男の子の場合、卵を食べると身体内の男性ホルモンが活発になるようです。そのために乱暴になります。これは、その後、成長してからも影響します。

**24、さらさらの砂糖や塩は使わない**

砂糖や塩がさらさらになっているのはたいていの場合、添加物が入っているからです。特にパウダーシュガーは、よくありません。塩が固まるのがいやだったら、米粒を入れてみましょう。

**25、塩を入れすぎてしまったら**

銀のスプーン（ナイフでもフォークでも）を入れてしばらくいっしょに煮てみましょう。ご心配なく。スプーンがゆがんだり、変色したりすることはありません。

**26、切れ味のいいパン切りナイフ、肉切り包丁は、食器洗い機に入れないこと**

たちまち刃先が鈍ります。

**27、水と炭酸について、ひとこと**

炭酸飲料は、胃にも身体全体にもよくありません。胃の粘膜がたえず刺激されるからです。炭酸飲料はできるだけ飲まないように。どうしても飲みたかったら、せめて飲まない日を作るようにしましょう。

飲料は、水道の水か天然水を。ミネラルウォーターは、十分に熟成していないことが多いので、常用はおすすめしません。

**28、食材について**

さまざまな保存技術が発達するにつれ、簡単で自然な保存法が忘れられてしまいました。これは、いろいろな食材が遠くから運ばれてくることが大きな原因です。地元でとれるものなら、手を加えなくても新鮮なものが手に入るはずなのに、今日それは難しくなる一方です。

北ドイツからイタリアへ運ばれる牛乳、ニュージーランドからドイツへ来るリンゴ、スペインからイタリアへ送られるニンニク。そのために、時間もお金も失われます。わたしたちはこの問題についてじっくり考えてみる必要があります。

## 食品の保存法

さて、手軽にできる食材の保存法をお知らせしましょう。まずは基本原則です。

- **満月の日に買い物をしたら、なるべく早く使うようにする。この日はいたみやすい。**
- **欠けていく月の間は比較的多めに買っておける。**

夏はもともと保存に向きませんが、なかでも乙女座と獅子座の日は向きません。それから雷が来そうな日は、特別にいたみが早くなります。夏はとりわけ新鮮なものをとる必要があります。

- **オイル**――オリーブオイルだけはコルクで栓をします。他のオイルは麻の布で二重におおい、輪ゴムでとめておけば、いたみにくくなります。

・**バター**――塩を入れた湯をわかし、そのお湯が完全に冷えたら、その中にバターをつけます。

・**卵**――卵の見分け方はかんたんです。冷たい水を入れた容器に卵を入れます。浮いてきた卵は、すぐに捨てましょう。新しい卵は底にしずんで動きません。少し浮いた卵は、そんなに新しくはないけれどまだ使えます。

・**ゆでたじゃがいも**――温め直さないこと。冷たいままでソテーなどにして使います。

・**生の肉**――数秒間ゆでてから冷蔵庫で保存すると味がおちません。特にこれは、夏、満ちていく月の期間で雷が来そうなときに有効です。

## 質の見分け方

野菜の場合、たとえしおれていても、まわりの葉は必要です。これは特にサラダ菜、カリフラワー、キャベツ、ムラサキキャベツなど、葉もの野菜には大事です。ねぎも根のついているもの、にんじんも、葉のついているものを。

こういうものがみな取られて売られている店では質がよくありません。たとえばカリフラワーの場合、まわりの葉がないと、光に当たってビタミンが失われてしまいます。

そして、決して食べ過ぎない――これは健康な食事の基本です。

満腹になっても、そのサインを身体が感じるまでにおよそ5分かかります。ですからそのあとも食べ続ければ、結局食べすぎになるのです。

どうやってそれがわかるか、ですか？　これは経験による一種の勘です。運転をならい始めたときのことを思い出してください。ブレーキを踏むタイミングをおぼえるまでに時間がかかりましたね。

でもいまは？　きっとあなたはこう答えることでしょう。

「そんなの、やっているうちに自然にわかってくる」

「あと5分すると、おなかが一杯になる」という感じも、同じです。

さて、これで「健康な食事」に関するお話は終わりです。どうかあなたの身体がいったん忘れてしまった力や感覚を取り戻せますように。それは、子どものとき、間違いなくあなたが持っていたものなのですから。

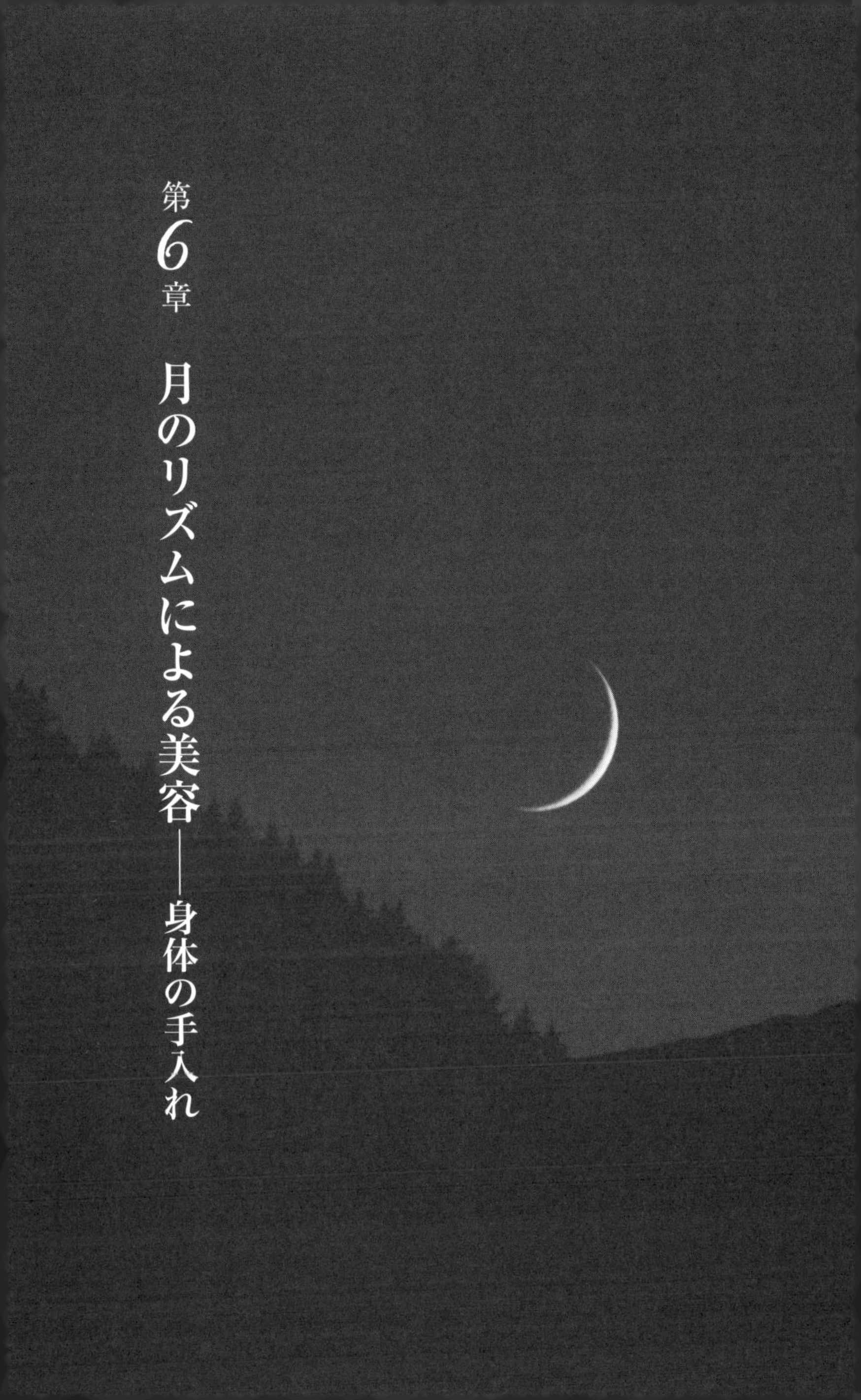

# 第6章　月のリズムによる美容――身体の手入れ

## 皮膚は触れるためにある

みなさんは不思議に思われるかも知れません。

食事と美容——どういう関係があるの？　と。

けれども、このふたつは切っても切れない関係にあるのです。

身体によい食生活とは、美しい肌へのいちばん直接的に効果のある道なのです。自分の身体に合った健康な食事をとっている人は、美しい肌のためにすべきことの最大のつとめをすでに果たしています。

言いかえれば、食生活が貧しければ、肌や髪、爪をいくら磨こうと、所詮《しょせん》短期間しかもたないと言うことです。

どうか忘れないでください。肌や髪、爪の状態は、そのままあなたの健康状態を現しているのです。「内側から美しくなる」ことなくして、つまり健康な食生活なくして、美しい肌はありえません。

化粧品を意味する「コスメティック」という言葉は、ギリシャ語から来ていて、「ごまかし」とか「ぼろ隠し」などという意味もあります。ご存じでしたか？

皮膚は、表面に現れた器官のなかで最大のものです。そして、その重要な役目は「感覚器官」、つまり触れられることによって感じる器官だということです。とりわけ「愛情のメッセンジャー」として大切なのです。

精神的、肉体的な状態は、じかに皮膚に（つまり内から外へ）作用します。ショックで青ざめる、恥ずかしくて赤くなる、ぞっとして鳥肌が立つ、冷や汗をかく、不安や悩みで目の下の皮膚が黒ずむ、これらはだれでも知っていることです。

なのになぜ、その反対の作用（つまり外から内へ）は見逃されているのでしょう。皮膚をとおして、身体内の器官に影響を及ぼすことができるという事実が。

愛するもの同士の愛撫《あいぶ》は、むろん幸福感を呼び起こしますが、それだけではありません。不安なとき、淋しいとき、そっとさすってもらうだけで、どんなに気持ちが安らぐことでしょう。

第一次世界大戦の直後のことです。ひとりの若い医師が、ヨーロッパのある孤児院で働いていました。

ある日のこと、ある部屋の乳児たちがほかの子たちより楽しそうで生き生きしているのに気がつきました。その子たちは実際に健康だったのです。彼が考えたのはこういうことでした。つまり、戦後で食料がとぼしいこの孤児院で、だれかこの子たちに食べ物をやっている人がいるのだ、と。

ところが、しばらくしてその理由がわかりました。その子たちは、ほかの子たちより栄養のあるものをもらっていたわけではなかったのです。ただひとつだけ、ほかの子たちと違う点がありました。人手不足のなか、この子たちの担当者は、ミルクを飲ませて寝かせる前に、必ず一人ひとりを愛情こめてなでていたのでした。

動物も小さな子どもも、なでられたりさすられたりするのが大好きです。けれど大人になると（特に男性は）なでられる機会がなくなります。

これはとても残念なことです。わたしたちはこの「さする」「なでる」ことをもっとずっと大切にする必要があります。

## 「月の星座」と肌の手入れ

毎日30分でいいのです。美しい肌のために時間をさきましょう。

ここでは、それぞれの月の星座の日にどういう手入れをしたらいいか、順を追って説明します。

# 牡羊座

## ●支配する部分――頭、目、鼻

ここで注意しなければならないのは、髪の手入れに適した日は牡羊座ではなく、獅子座と乙女座だということです。おそらく、髪の毛の成長は男性ホルモンと関係があるからだと思われます。男性ホルモンは、獅子座の支配下にあるからです。

けれども、このように、支配する部分と、手入れに適した星座が異なるのは、あくまでも例外です。

また、牡羊座の日に髪を切るのも、何度もひげを剃るのもおすすめしません。特にそれが欠けていく月の時期に重なると、髪やひげが薄くなるおそれがあります。

★牡羊座の日には、頭、目、鼻のために行う手当てはすべて、普段の日の倍の効果がある。ただし外科的な処置や手術はのぞく。

★この部分に負担をかけることはすべて、普段の日より悪い結果になる。たとえばものごとを性急にすすめると、頭痛を引き起こすことがある。

## ★ピーリング

ピーリングとは剥《は》がす、とか、むくとかいう意味です。そのための化粧品がいろいろ出ています。これをすると肌はやわらかくしっとりします。けれども赤くなったり、皮膚がかえって固くなったりする場合もあります。

ピーリングをしようと思ったら、適切な時期を選ぶことが特に大切です。身体と同じように、肌も、欠けていく月のときには古い細胞や角質が剥《は》がれやすくなっています。そのときに、すこし手当てをしてやればいいのです。

このときには炎症が起こる心配もありません。ピーリングをするなら、

・よい――――欠けていく月。ただし蟹座と魚座は避ける。

・悪い――――満ちていく月。欠けていく月の蟹座と魚座。

・とても悪い――満ちていく月の蟹座と魚座。

ただし、月に1度だけ。それ以上はしないように！

## ★にきび

にきびを、ただ外側からだけ治そうとしてもだめです。血をきれいにするはたらきがあるので、イラクサ茶を飲むといいでしょう。洗顔には、クルミの木の葉やタンポポの根が

適していいます。およそ12時間、冷水に浸してからこし、あたためるかそのままで使います。欠けていく月のときにしましょう。ただ、アルコールを含んだ化粧品は使わないように。

**★整形**

有名なギリシャの医師ヒポクラテスは、日記に書き残しています。

「月の星座に支配されている身体の部分を、その星座の日に手術してはならない」

つまり、獅子座の日には心臓手術を、天秤座の日には腰の手術を、牡羊座の日には顔の手術は避けます。

前に記したように、その部分に手当てをした場合は普段の日の倍も効果があるのです。たしかに手術は本来、それを治すためにするものです。けれども、身体の方は、それを異質な処置、自然に反した処置として感じてしまうため、手当てではなく、負担に感じます。ですから、手術は避けます。したがって、

**＊もし期日を選べるのなら、手術は欠けていく月の時期にするほうがよい。**

**＊よくないのは、満ちていく月の時期。満月に近づけば近づくほどよくない。満月の当日はもっとも向かない。**

＊また、たとえ欠けていく月の時期であっても、その星座が支配している部分の手術は避ける。

なぜこれが大切なのでしょうか。外科医なら経験的に知っていることですが、満ちていく月の時期に行った手術のほうが、合併症や感染症を引き起こしやすく、治りも遅くなるからです。満月に近づくと出血量もふえます。また傷口も醜くなりやすいのです。

交通事故などでけがをし、整形するような場合、この、傷が残りにくいということは大変重要です。

医師にどのようにして頼んだらいいか、と心配なさる方もいるでしょう。とにかくはっきり希望を伝えることです。患者が自分で手術の日を決めたいと言ったとき、反対する医師は多くはないはずです。また、ドイツ語圏の国について言うなら、わたしたちの本を知らない医師はまずいません。

## 牡牛座

●支配する部分——歯、耳、喉頭、顎《あご》、言語器官、首、甲状腺も含む牡牛座の日にエステに行くと効果があります。首から胸にかけて手入れをすると、この日には特に効果があります。ただし、満ちていく月のときにはあまりいじらないほうがいいでしょう。

**★牡牛座の日には、顎から首のあたり、歯、耳、喉頭などのために行う手当てはすべて、普段の日の倍の効果がある。ただし外科的な処置や手術はのぞく。**

**★この部分に負担をかけることはすべて、普段の日より悪い結果になる。たとえば大声を出しすぎたりするなど。**

**★牡牛座のサルビアの力**

牡牛座の日（つまりひと月に2、3回）新鮮なサルビアの葉を噛むといいでしょう。口の中や胃に抵抗力をつけてくれます。ただ、味や臭いにはくせがあります。

**★歯の手入れ**

肌と同じく、歯も健康な食事をすることで大いに丈夫になります。月のリズムを知っていると、歯のためにも役立ちます。

歯石は虫歯や歯槽膿漏《しそうのうろう》の原因になり、ついには歯を失うことになります。

**＊歯石を取るのは、欠けていく月の時に。理想は欠けていく月の山羊座の日。だが、ほかの日でもかまわない。**

**＊歯周病の治療にいい時期は、欠けていく月の時。ただし、牡羊座、牡牛座、魚座、蟹座を避ける。歯肉の傷はなおりやすく、出血も少ない。**

歯磨き剤としていいのは、塩やサルビア（炎症が起きていればカミツレ）です。歯肉から出血したときには木イチゴの葉を噛むとおさまります。

実は、一番適しているのは、ブナの木の灰です。歯をきれいにするうえでも、歯肉を丈夫にするのにも効果があります。ただこれは買えないのが残念です。暖炉があれば手に入りますが。

## 双子座

**●支配する部分――肩、腕、手**

★双子座の日には、肩、腕、手のために行う手当てはすべて、普段の日の倍の効果がある。
ただし外科的な処置や手術はのぞく。
★この部分に負担をかけることはすべて、普段の日より悪い結果になる。

★マッサージ

双子座の日ほど、マッサージにふさわしいときはありません。何年もこっていたところも双子座の日にはほぐすことができます。

足と同様、手にもリフレクソロジー（魚座の項・182ページ参照）があり、マッサージによって刺激されサポートされます。

肩こりも、この日にマッサージするといいのですが、欠けていく月の時期なら土の日（牡牛座、乙女座、山羊座）もおすすめです。

次に、マッサージの時の原則を。

肩こりなど、こりをほぐすマッサージには、原則的に欠けていく月の時期がむいています。身体を維持するためのマッサージなら満ちていく月の期間に。

## 蟹座

**●支配する部分――肺、食道、胃、十二指腸、肝臓、胆のう**

★蟹座の日には、肺から胆のうまでのために行う手当てはすべて、普段の日の倍の効果がある。ただし外科的な処置や手術はのぞく。

★この部分に負担をかけることはすべて、普段の日より悪い結果になる。

**★美しい胸にするには**

胸を大きくする方法は知りませんが、張りがないのなら、それを変えることはできます。ただし、辛抱強くやってください。4人も子どもを産み、母乳で育て、なおかつきれいでひきしまった胸をしている女性を知っています。

その秘訣《ひけつ》は、毎日、前かがみの姿勢で胸に少し強めのシャワーを当てます。こうすれば、胸の下の方によくお湯が届き、血行がよくなるからです。

右から始め、お湯が必ず乳首へいくようにシャワーを当てます。しばらくしたら（1、2

分）左の胸にあてます。どうです、簡単でしょう？　ぴんと張った胸は遺伝でもなんでもありません。ただ乳腺が張っているからです。

妊娠していなくても、乳腺はふつう「体勢を整えて」います。

それでも豊胸手術をしたいなら、欠けていく月の時期に。ただ蟹座の日は避けます。

## 獅子座

**●支配する部分――血液、心臓、横隔膜も含む**
また、前に述べたように、髪にも影響を与えます。

★獅子座の日には、心臓や血液の循環、横隔膜のために行う手当てはすべて、普段の日の倍の効果がある。ただし外科的な処置や手術はのぞく。

★この部分に負担をかけることはすべて、普段の日より悪い結果になる。

なんと、ある学者が髪の毛が28日周期、つまり月のリズムにそって成長することをつきとめました。ひと月におよそ1センチ。1本の毛の成長の周期は、3年から7年。ただし、眉毛は別（4カ月）です。

**★髪を切るときの原則**

・とてもよい――――獅子座と乙女座の日。欠けていく月でも満ちていく月でも。
・まあよい――――満ちていく月。ただし、蟹座と魚座の日は避ける。
・よくない――――山羊座で欠けていく月。
・悪い――――蟹座と魚座の日は例外なく悪い。なるべく、シャンプーもしない方がよい。

そのほか、
＊満ちていく月の獅子座や、乙女座の日に切った髪はつややかで早く伸びる。欠けていく月の場合はゆっくり伸び、太い。やはりつややかになる。
＊ふけ対策には、自然化粧品のオイルを頭皮によくすりこむ。オイルは満ちていく月の時はすばやく吸収し、欠けていく月の時はゆっくり。
満ちていく月のときは10分ほどそのままにしてシャンプーする。欠けていく月の時には15分ほどおいてシャンプーする。

適切な時期に髪を切っても、すべてのタイプの脱毛にきくわけではありません。

薬の影響、ホルモン、精神的な問題——脱毛の原因はさまざまです。出産のあとや更年期にも、脱毛は激しくなります。でもこれはいずれおさまります。精神的なストレスの場合も多いのです。

昔、チロル地方には、髪の薄い男性は、ほんの少ししかいませんでした。おそらくこれは、赤ちゃんのとき、はじめて髪を切るにあたって獅子座の日にするように気をつけていたせいではないかと思われます。

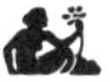

## 乙女座

**●支配する部分——大腸、小腸、脾臓《ひぞう》、膵臓《すいぞう》**

★乙女座の日には、大腸、小腸、脾臓、膵臓のために行う手当てはすべて、普段の日の倍の効果がある。ただし外科的な処置や手術はのぞく。

★この部分に負担をかけることはすべて、普段の日より悪い結果になる。

## ★体操

おなかが出ている人、段腹に悩んでいる人は、乙女座の日を活用しましょう。

まず、ひきしめ（ボディ）オイルでおなかや胃のあたりを時計回りにマッサージします。暖かくなってきたら、体操に移ります。

しばらく集中的にやります。ただし、長い時間やる必要はありません。シャワーで胃やおなかのまわりをマッサージします。できるだけ強いシャワーで。それからまた勢いを弱くして、もう一度シャワーでマッサージします。

そのあと、満ちていく月のときにはひきしめ（ボディ）オイル、欠けていく月のときにはマッサージオイルでマッサージします。これはおなかがすっきりするだけではありません。消化機能もよくなります。

けれども、身体の美しさは結局のところ、運動や体操を抜きにしてはありえません。また、ダンスもおすすめです。クラシックなものであろうと、はやりのものであろうと、踊ることは健康と美しい身体を保つ秘訣です。

時計回りに踊りましょう。もちろんときどき逆回りをはさむのは差し支えありませんが、基本は時計回りに。

週に1度は踊りにいくこと——すべての医師がこんな処方箋《せん》を書いたら、病院は空になるにちがいありません。

**★髪の手入れ**

パーマを長もちさせたかったら、乙女座の日にかけましょう。

ショートでこれから伸ばしたいという人は、その間のスタイルが気になると思います。こうしてみましょう。3月から伸ばし始め、それから半年の間、乙女座の日で満月にあたる日にだけ髪を切ります。こうすればいつもよいスタイルを保てます。

昔は、シャンプーしたあと、お酢を少したらしていました。これもよい方法です。

## ♎天秤座

**●支配する部分――腰、腎臓、膀胱《ぼうこう》**

★天秤座の日には、腰、腎臓、膀胱のために行う手当てはすべて、普段の日の倍の効果がある。ただし外科的な処置や手術はのぞく。

★この部分に負担をかけることはすべて、普段の日より悪い結果になる。

## ★妊娠腺の予防

俗に「妊娠腺」とよばれるのは結合組織の亀裂です。たいていおなかのまわりと腰のあたりに現れ、まず赤い筋になり、それから白く変わります。これは肌を小麦色に焼いても残ります。消すことはできませんが予防はできます。

これが出る最大の原因は、ビタミンEと運動の不足です。ビタミンEは身体を内側からきれいにするのに役立ちます。

もしこれがうまく作用しないと、結合組織が弱ります。ビタミンEは小麦胚芽、植物油、アーモンドなどに特にたくさん含まれています。

天秤座の日には、自然化粧品のひきしめボディオイルでマッサージするといいでしょう。また、やさしくパッティング（肌を軽く叩いて化粧品をなじませる）するのも効果があります。そのあとひきしめ（ボディ）オイルをすり込みます。これを欠けていく月の期間中ずっと続けるといいでしょう。

これに一番きくのは、スギナです。春にツクシを取りに行った経験はありませんか？　ツクシが成長してスギナになるのです。天秤座の日に摘んだスギナをおかゆのようになるまで煮て塗ります。

もうひとつの原因、運動不足については、とにかく身体を動かしてください、というよりしかたありません。

## 蠍座

**●支配する部分――生殖器、尿路**

★蠍座の日には、生殖器や尿路のために行う手当てはすべて、普段の日の倍の効果がある。ただし外科的な処置や手術はのぞく。

★この部分に負担をかけることはすべて、普段の日より悪い結果になる。

**★生殖器の手入れ**

現代は自由な時代だ、もはやタブーはなくなったとよく言われます。でも、はたしてそうでしょうか?

たしかにいままでは口にされなかった露骨な情報が、身のまわりに洪水のように溢れかえっています。けれどもそのくせ、基本的で大切なことは、あいかわらず知られていないのが実状です。

月とセックス――このテーマについて、わたしたちは口を閉ざします。関係はあるのですが、セックスは、人から聞いたレシピなどなしで、自分の感覚で経験するものだと思うからです。

月のことは、そうですね、せいぜいロマンティックな気持ちにしてくれる脇役、ぐらいに考えてください。

したがってここでお伝えしておきたいのは、さきほど記した、基本的なことです。

若くて「進歩的」な親御さんたちといえども、幼い息子に「お風呂でペニスを洗うときには包皮をひきあげなければならないこと」を教えている人たちはわずかです。

また女の赤ちゃんのおむつをかえるとき、「かならず前（性器）から後ろ（肛門）にむかって拭く」ことを知らない若いお母さんもたくさんいます。これはまた、ひとりでトイレに行くようになってからも大切な注意です。決して拭き上げないこと！

生殖器の手入れは赤ちゃんのときから始まるのです。

女の人に膀胱炎が多いのも、一つにはこれが原因ではないでしょうか。

## ★座浴の楽しみ

男女を問わず半身浴をおすすめします。とりわけ、蠍座の日にすると効果的です。月に1度はやってください。

このときに入れるハーブは、まずセイヨウノコギリソウ、ハゴロモグサ、カミツレ、ナズナです。セイヨウノコギリソウはだれにでも、ハゴロモグサは婦人科疾患、カミツレは炎症に、ナズナは婦人科疾患、特に月経過多に効きます。

これらのハーブを摘んで、冬のために少し保存しておくといいでしょう。自然食品店などで買ったものでもかまいません。

ふたつかみのハーブを2～3リットルくらいの水に入れ、煮立てます。量についてはあなたの「感覚」で。火を止めた後、15分くらいそのままにしておきます。

バスタブにお湯を張って、この液をいれます。このときお湯の量は腰がつかるくらいまで。お湯が冷めてきたら熱いお湯をさしてください。このあとのシャワーは、どうかご自由に。

## ★痔

痔に悩んでいる人は、シャワーの最後に冷たい水を肛門に当てます。

## 射手座

**●支配する部分——大腿《だいたい》**

★射手座の日には、大腿のために行う手当てはすべて、普段の日の倍の効果がある。ただし外科的な処置や手術はのぞく。

★この部分に負担をかけることはすべて、普段の日より悪い結果になる。たとえば、初心者がいきなり高い山に登るなど。

※この日は、とくにおすすめしたい手入れはありません。

## 山羊座

**●支配する部分——膝、皮膚、骨**

★山羊座の日には、膝、皮膚、骨のために行う手当てはすべて、普段の日の倍の効果がある。ただし外科的な処置や手術はのぞく。

★この部分に負担をかけることはすべて、普段の日より悪い結果になる。たとえば、日焼けや高い階段を登るなど。

★肌のディープクレンジング

山羊座の日に肌の手入れをすると、すべてに効果があります。もちろん、肌の手入れは毎日しなくてはなりませんが、なにか特別な手入れをするなら、この日に。

特にディープクレンジング（毛穴に詰まった古い角質や汚れを落とす）はおすすめです。

★アレルギーを起こす素材について

化学繊維の中にはつよいアレルギーを起こすものがすくなくありません。下着や寝間着など肌にじかにつけるものを買ったら、着る前にまずよく洗いましょう。

欠けていく月のときが最高です。汚れも落ちやすく、洗剤のかすも残らないからです（水の日――魚座、蟹座、蠍座が特にむいています）。もちろん、このときにだけ洗濯するわけにはいきませんが、毎日使うものでなかったら、なるべくこのときにまとめて洗うようにしてください。

## ★日焼けについて

長い間、日光を浴びると肌によくないのはどなたももうご存じでしょう。ただ、わたしたちの肌にはもともと、日光から守る働きがそなわっています。日焼け止め化粧品は肌の保護機能を強めてくれるのではありません。その代わりをするのです！

その結果、いやおうなしに日にさらされる肌の部分（顔や手、首など）の本来の機能は衰えてしまいます。

むやみに日焼け止め化粧品を使わないようにしましょう。

オゾン層が損なわれているところではどこでも皮膚ガンがふえていますが、野外で働く人、農業、林業などに携わる人たちが特別発生率が高いわけではありません。この人たちは日焼け止めなどをあまり使いません。けれど、帽子や服で肌を守っていますし、日光との付き合い方をよく心得ているからです。

ところで、多くの人が以前からうすうす感じていたことがようやく証明されました。それは、世界中でひろがっている「太陽アレルギー」の大きな原因の一つが日焼け止め化粧品だということです。

日光に当たるときには、

・欠けていく月の時期のほうがダメージは少ない。

・たとえ欠けていく月の時期でも、「火の星座」である牡羊座、獅子座、射手座の日は避ける。肌が乾きやすく老化がすすむ。

・蟹座の日は避ける。

・日光を浴びたまま眠ってしまうと危ない。15分眠ると、起きている状態の1時間より肌のダメージは大きい。

・15分以上、日に当たらないこと。どうしてもというなら、山羊座、獅子座、蟹座以外の欠けていく月のときに。多少ダメージは少なくなる。

## ★爪の手入れ

これは数少ない例外のルールです。爪は山羊座の支配にあります。これはたぶん、爪がもともと皮膚の変形だということからきているのでしょう。爪に関する原則は次のようなものです。

・爪を切ったり、やすりをかけたりするのは、日没後の金曜日に。もし、忘れても土曜日は避ける。この日がいちばんよくない。そのほか、魚座と双子座もなるべく避ける。山羊座がいちばんよい。

金曜日、あるいは山羊座、このどちらかに爪の手入れをすると、爪は丈夫になり、簡単なことでは折れたりしません。「金曜日のルール」は月とは関係がありません。でも試してみれば、その効果にびっくりするでしょう。

### ★むだ毛の脱毛

むだ毛をとりたいなら、欠けていく月のときに。山羊座なら最高の組み合わせです。効果が長もちします。

・とてもよい——欠けていく月の山羊座の日。
・まあよい——欠けていく月。ただし、獅子座と乙女座の日は避ける。
・ふつう——欠けていく月の牡羊座と牡牛座の日。
・よくない——満ちていく月と欠けていく月の獅子座と乙女座の日。
・悪い——満ちていく月の獅子座と乙女座の日。

## 水瓶座

**●支配する部分——下腿《かたい》（ひざから下の足首までの間）**

★水瓶座の日には、下腿のために行う手当てはすべて、普段の日の倍の効果がある。ただし外科的な処置や手術はのぞく。
★この部分に負担をかけることはすべて、普段の日より悪い結果になる。

**★ふくらはぎ**

水瓶座の日にはふくらはぎの手入れをしましょう。日頃はなにかと手入れの行き届かないところですね。マッサージが効果的です。この場合、必ず下から上へ行います。こうすると全身のエネルギーが活性化されます。

**★静脈瘤《じょうみゃくりゅう》**

血行がよくないのが原因です。便秘を伴うことも多いでしょう。長時間の立ち作業、不自然な姿勢などからおきます。つとめて身体を動かしましょう。

この手術をするときには、欠けていく月の時に。ただし山羊座、水瓶座、魚座を避けます。とくに水瓶座を。満ちていく月の水瓶座の日がいちばんよくありません。

軟膏を塗るのもくるぶしから膝の方向へ。満ちていく月のときのほうが吸収します。

## 魚座

### ●支配する部分――足（くるぶしから下）

魚座で月の星座は一周します。足を支配する魚座から、ふたたび、頭部を支配する牡羊座へともどります。

★魚座の日には、足のために行う手当てはすべて、普段の日の倍の効果がある。特に、リフレクソロジーはよい。ただし外科的な処置や手術はのぞく。

★この部分に負担をかけることはすべて、普段の日より悪い結果になる。

### ★たこ

足にできるたこは、うっとうしいものです。靴のせいでできることもよくあります。同時にあちこちにできることも。ベテランのリフレクソロジーのマッサージ師なら、たこを見てどの器官が丈夫でどの器官が弱っているのかわかります。

たことるには、
・よい――――欠けていく月。ただし魚座と山羊座の日は避ける。
・よくない――満ちていく月と欠けていく月の魚座と山羊座の日。
・悪い――――満ちていく月の魚座と山羊座の日。星座に関係なく満月の2日前。

## ★魚座の日に髪を切ったら？

前にお話ししたように魚座の日に髪を切ると、細くなって、こしがなくなります。これを逆手にとって、耳の中の毛や鼻毛を切るといいでしょう。ただこの毛は大切な役割を果たしているので、全部切りとってはいけません。

## ★リフレクソロジー

身体を外から手当する方法としてこれほどすぐれたものを知りません。しかも、あらゆる病気の予防や治療になります。特に妊娠しているときには有効です。妊娠時のさまざまなトラブルを軽くするだけでなく、出産後のトラブルの予防にもなります。

また解毒にも役立ちます。それぞれのゾーンをやわらかく押し、マッサージします。これによって各器官や身体の部分にエネルギーがいきわたり、活性化されるのです。

これはまた、診断の役目も果たします。つまり、特別に痛みを感じるところ、頑固なこができているところがあったら、そこに対応している器官の調子がよくないということがわかります。

このマッサージそのものは直接月のリズムと関わりがありませんが、それでも魚座の日にやれば、いっそうの効果が期待できます。ただ、ふだんより敏感になっているので、気をつけてください。

欠けていく月のときのほうがむいています。さらに身体器官の1日のリズムに合わせてこのマッサージを受けたい人は、左のページの表を参考にしてください。

月のカレンダーを手に、「月のリズム」を基に、「自然のリズム」にあった暮らしをしていきましょう。

さて、野生動物はなぜ太りすぎないのでしょうか？

もうおわかりですね。かれらは自分の「感覚」に従っているからです。

●バイオリズムの高期と低期

| 器官 | 高期（活動期） | 低期（休息期） |
|---|---|---|
| 胃 | 7－9時 | 9－11時 |
| 脾臓と膵臓 | 9－11時 | 11－13時 |
| 心臓 | 11－13時 | 13－15時 |
| 小腸 | 13－15時 | 15－17時 |
| 膀胱 | 15－17時 | 17－19時 |
| 腎臓 | 17－19時 | 19－21時 |
| 血液循環 | 19－21時 | 21－23時 |
| エネルギーの蓄積全般 | 21－23時 | 23－1時 |
| 胆のう | 23－1時 | 1－3時 |
| 肝臓 | 1－3時 | 3－5時 |
| 肺 | 3－5時 | 5－7時 |
| 大腸 | 5－7時 | 7－9時 |

# 訳者あとがき

小川捷子

前著『月の癒《いや》し　自分の力で』がドイツで大ベストセラーになったあと、「食事と美容」についてもっとくわしく知りたいとの希望が読者から殺到し、それにこたえてあらたに書き下ろされたものが本書です。

日本で出版されてから20年以上の歳月を経て、今回ふたたび読者の皆さんにお届けできることになりました。

本書には、食事と美容に関するさまざまなヒントがつまっています。著者がわたしたちに説いているのは、食事法であれ美容法であれ、万人に通用するものはないということ、わたしたちは一人ひとりが違っているのであり、自分が生まれつきもっている自然な感覚を信じることが大切だということ、そして月は、そのときわたしたちに適切な時期を教えてくれるカレンダーの役割を果たし、導いてくれるのだということです。

子どもの頃、今は亡き母が——わたしの母は蟹が大好物でした——蟹を買ってきてうれしそうに食べ始めたと思うと、まもなく「あら、身がすくないわ。きっと月夜の蟹だったのね」と言ってがっかりすることがありました。そのたびにわたしは不思議で仕方ありませんでした。

またこんなこともありました。ナイフで手を切ったりしたとき、包帯をしてくれながら母がよくこんな風に言っていたのです。

「あらあら、こんな小さな傷なのにずいぶん血が出るわね。きっといま、上げ潮なんだわ」

この本にめぐりあったとき、わたしは「そうか、そうだったのか」と大きくうなずいたものでした。幼いときからなんとなく抱いていた疑問、その答えを、思いもかけず見つけて、月とわたしたち地球上の生き物との深いつながりにはじめて思い至ったのです。

月夜の蟹がやせているのは、満月の夜に産卵するからだといいます。

今年の6月、NHKの人気番組『ダーウィンが来た!』で「月が導く大産卵」と銘打って、サマースノーのようすを放映していました。

これはオーストラリアの世界最大のサンゴ礁で年に一度、満月の夜に起きる大産卵のことで、海が卵で埋め尽くされるようすを降る雪に例えたものです。

その壮大で美しいこと、思わずため息が出ました。

ときには月とわたしたちの古く深いつながりに思いをはせながら、月を眺めてみてはいかがでしょう。

なお、本書は、遺伝子工学に関する項目や流通の仕組みなど、月と直接関係のない項目や、ドイツと日本では事情が違う事柄を中心に、著者の了解を得て、一部割愛したことをお断りしておきます。

2019年12月

| 10月 | 11月 | 12月 |
|---|---|---|
| 1（火） ♏ | 1（金） ♑ | 1（日） ♒ |
| 2（水） ♐ | 2（土） ♒ ◐ | 2（月） ♓ ◐ |
| 3（木） ♐ | 3（日） ♒ | 3（火） ♓ |
| 4（金） ♑ ◐ | 4（月） ♒ | 4（水） ♈ |
| 5（土） ♑ | 5（火） ♓ | 5（木） ♈ |
| 6（日） ♒ | 6（水） ♓ | 6（金） ♉ |
| 7（月） ♒ | 7（木） ♈ | 7（土） ♉ |
| 8（火） ♓ | 8（金） ♈ | 8（日） ♉ |
| 9（水） ♓ | 9（土） ♉ | 9（月） ♊ |
| 10（木） ♓ | 10（日） ♉ ○ | 10（火） ♊ ○ |
| 11（金） ♈ ○ | 11（月） ♉ | 11（水） ♊ |
| 12（土） ♈ | 12（火） ♊ | 12（木） ♋ |
| 13（日） ♉ | 13（水） ♊ | 13（金） ♋ |
| 14（月） ♉ | 14（木） ♋ | 14（土） ♌ |
| 15（火） ♊ | 15（金） ♋ | 15（日） ♌ |
| 16（水） ♊ | 16（土） ♋ | 16（月） ♍ |
| 17（木） ♊ | 17（日） ♌ | 17（火） ♍ |
| 18（金） ♋ | 18（月） ♌ ◑ | 18（水） ♍ ◑ |
| 19（土） ♋ ◑ | 19（火） ♍ | 19（木） ♎ |
| 20（日） ♌ | 20（水） ♍ | 20（金） ♎ |
| 21（月） ♌ | 21（木） ♎ | 21（土） ♏ |
| 22（火） ♌ | 22（金） ♎ | 22（日） ♏ |
| 23（水） ♍ | 23（土） ♎ | 23（月） ♐ |
| 24（木） ♍ | 24（日） ♏ | 24（火） ♐ |
| 25（金） ♎ | 25（月） ♏ ● | 25（水） ♑ ● |
| 26（土） ♎ | 26（火） ♐ | 26（木） ♑ |
| 27（日） ♏ ● | 27（水） ♐ | 27（金） ♒ |
| 28（月） ♏ | 28（木） ♑ | 28（土） ♒ |
| 29（火） ♐ | 29（金） ♑ | 29（日） ♓ |
| 30（水） ♐ | 30（土） ♒ | 30（月） ♓ |
| 31（木） ♑ | | 31（火） ♈ ◐ |

♈ 牡羊座　♉ 牡牛座　♊ 双子座　♋ 蟹座　♌ 獅子座　♍ 乙女座　♎ 天秤座　♏ 蠍座
♐ 射手座　♑ 山羊座　♒ 水瓶座　♓ 魚座

# 2030

| 7月 | 8月 | 9月 |
|---|---|---|
| 1（月） ♋ ● | 1（木） ♌ | 1（日） ♎ |
| 2（火） ♋ | 2（金） ♍ | 2（月） ♏ |
| 3（水） ♌ | 3（土） ♍ | 3（火） ♏ |
| 4（木） ♌ | 4（日） ♎ | 4（水） ♏ |
| 5（金） ♌ | 5（月） ♎ | 5（木） ♐ ◐ |
| 6（土） ♍ | 6（火） ♏ | 6（金） ♐ |
| 7（日） ♍ | 7（水） ♏ ◐ | 7（土） ♑ |
| 8（月） ♎ ◐ | 8（木） ♐ | 8（日） ♑ |
| 9（火） ♎ | 9（金） ♐ | 9（月） ♒ |
| 10（水） ♏ | 10（土） ♑ | 10（火） ♒ |
| 11（木） ♏ | 11（日） ♑ | 11（水） ♓ |
| 12（金） ♐ | 12（月） ♑ | 12（木） ♓ ○ |
| 13（土） ♐ | 13（火） ♒ ○ | 13（金） ♈ |
| 14（日） ♑ | 14（水） ♒ | 14（土） ♈ |
| 15（月） ♑ ○ | 15（木） ♓ | 15（日） ♈ |
| 16（火） ♒ | 16（金） ♓ | 16（月） ♉ |
| 17（水） ♒ | 17（土） ♈ | 17（火） ♉ |
| 18（木） ♓ | 18（日） ♈ | 18（水） ♊ |
| 19（金） ♓ | 19（月） ♉ | 19（木） ♊ |
| 20（土） ♓ | 20（火） ♉ | 20（金） ♊ ◑ |
| 21（日） ♈ | 21（水） ♉ ◑ | 21（土） ♋ |
| 22（月） ♈ ◑ | 22（木） ♊ | 22（日） ♋ |
| 23（火） ♉ | 23（金） ♊ | 23（月） ♌ |
| 24（水） ♉ | 24（土） ♋ | 24（火） ♌ |
| 25（木） ♊ | 25（日） ♋ | 25（水） ♍ |
| 26（金） ♊ | 26（月） ♋ | 26（木） ♍ |
| 27（土） ♊ | 27（火） ♌ | 27（金） ♍ ● |
| 28（日） ♋ | 28（水） ♌ | 28（土） ♎ |
| 29（月） ♋ | 29（木） ♍ ● | 29（日） ♎ |
| 30（火） ♌ ● | 30（金） ♍ | 30（月） ♏ |
| 31（水） ♌ | 31（土） ♎ | |

○満月　◑欠けていく月（下弦）　●新月　◐満ちていく月（上弦）

| 4月 | 5月 | 6月 |
|---|---|---|
| 1（月） 魚座 | 1（水） 牡羊座 | 1（土） 双子座 ● |
| 2（火） 牡羊座 | 2（木） 牡牛座 ● | 2（日） 双子座 |
| 3（水） 牡羊座 ● | 3（金） 牡牛座 | 3（月） 蟹座 |
| 4（木） 牡羊座 | 4（土） 牡牛座 | 4（火） 蟹座 |
| 5（金） 牡牛座 | 5（日） 双子座 | 5（水） 蟹座 |
| 6（土） 牡牛座 | 6（月） 双子座 | 6（木） 獅子座 |
| 7（日） 双子座 | 7（火） 蟹座 | 7（金） 獅子座 |
| 8（月） 双子座 | 8（水） 蟹座 | 8（土） 乙女座 |
| 9（火） 双子座 | 9（木） 蟹座 | 9（日） 乙女座 ◐ |
| 10（水） 蟹座 | 10（金） 獅子座 | 10（月） 乙女座 |
| 11（木） 蟹座 ◐ | 11（土） 獅子座 ◐ | 11（火） 天秤座 |
| 12（金） 獅子座 | 12（日） 乙女座 | 12（水） 天秤座 |
| 13（土） 獅子座 | 13（月） 乙女座 | 13（木） 蠍座 |
| 14（日） 獅子座 | 14（火） 天秤座 | 14（金） 蠍座 |
| 15（月） 乙女座 | 15（水） 天秤座 | 15（土） 射手座 |
| 16（火） 乙女座 | 16（木） 蠍座 | 16（日） 射手座 ○ |
| 17（水） 天秤座 | 17（金） 蠍座 ○ | 17（月） 山羊座 |
| 18（木） 天秤座 ○ | 18（土） 射手座 | 18（火） 山羊座 |
| 19（金） 蠍座 | 19（日） 射手座 | 19（水） 水瓶座 |
| 20（土） 蠍座 | 20（月） 山羊座 | 20（木） 水瓶座 |
| 21（日） 射手座 | 21（火） 山羊座 | 21（金） 魚座 |
| 22（月） 射手座 | 22（水） 水瓶座 | 22（土） 魚座 |
| 23（火） 山羊座 | 23（木） 水瓶座 | 23（日） 牡羊座 ◑ |
| 24（水） 山羊座 | 24（金） 水瓶座 ◑ | 24（月） 牡羊座 |
| 25（木） 水瓶座 ◑ | 25（土） 魚座 | 25（火） 牡羊座 |
| 26（金） 水瓶座 | 26（日） 魚座 | 26（水） 牡牛座 |
| 27（土） 魚座 | 27（月） 牡羊座 | 27（木） 牡牛座 |
| 28（日） 魚座 | 28（火） 牡羊座 | 28（金） 双子座 |
| 29（月） 魚座 | 29（水） 牡牛座 | 29（土） 双子座 |
| 30（火） 牡羊座 | 30（木） 牡牛座 | 30（日） 双子座 |
| | 31（金） 牡牛座 | |

牡羊座　牡牛座　双子座　蟹座　獅子座　乙女座　天秤座　蠍座
射手座　山羊座　水瓶座　魚座

# 2030

| 1月 | 2月 | 3月 |
|---|---|---|
| 1（火）♏ | 1（金）♑ | 1（金）♒ |
| 2（水）♐ | 2（土）♒ | 2（土）♒ |
| 3（木）♐ | 3（日）♒ ● | 3（日）♒ |
| 4（金）♑ ● | 4（月）♓ | 4（月）♓ ● |
| 5（土）♑ | 5（火）♓ | 5（火）♓ |
| 6（日）♒ | 6（水）♓ | 6（水）♈ |
| 7（月）♒ | 7（木）♈ | 7（木）♈ |
| 8（火）♓ | 8（金）♈ | 8（金）♈ |
| 9（水）♓ | 9（土）♉ | 9（土）♉ |
| 10（木）♈ | 10（日）♉ ◐ | 10（日）♉ |
| 11（金）♈ ◐ | 11（月）♉ | 11（月）♊ |
| 12（土）♈ | 12（火）♊ | 12（火）♊ ◐ |
| 13（日）♉ | 13（水）♊ | 13（水）♊ |
| 14（月）♉ | 14（木）♋ | 14（木）♋ |
| 15（火）♊ | 15（金）♋ | 15（金）♋ |
| 16（水）♊ | 16（土）♋ | 16（土）♌ |
| 17（木）♊ | 17（日）♌ | 17（日）♌ |
| 18（金）♋ | 18（月）♌ ○ | 18（月）♍ |
| 19（土）♋ | 19（火）♍ | 19（火）♍ |
| 20（日）♌ ○ | 20（水）♍ | 20（水）♎ ○ |
| 21（月）♌ | 21（木）♎ | 21（木）♎ |
| 22（火）♍ | 22（金）♎ | 22（金）♏ |
| 23（水）♍ | 23（土）♏ | 23（土）♏ |
| 24（木）♍ | 24（日）♏ | 24（日）♐ |
| 25（金）♎ | 25（月）♐ ◑ | 25（月）♐ |
| 26（土）♎ | 26（火）♐ | 26（火）♐ ◑ |
| 27（日）♏ ◑ | 27（水）♑ | 27（水）♑ |
| 28（月）♏ | 28（木）♑ | 28（木）♑ |
| 29（火）♐ | | 29（金）♒ |
| 30（水）♐ | | 30（土）♒ |
| 31（木）♑ | | 31（日）♓ |

○満月　◑欠けていく月（下弦）　●新月　◐満ちていく月（上弦）

| 10月 | 11月 | 12月 |
|---|---|---|
| 1（月）♋ ◑ | 1（木）♌ | 1（土）♎ |
| 2（火）♋ | 2（金）♍ | 2（日）♎ |
| 3（水）♌ | 3（土）♍ | 3（月）♏ |
| 4（木）♌ | 4（日）♎ | 4（火）♏ |
| 5（金）♍ | 5（月）♎ | 5（水）♐ ● |
| 6（土）♍ | 6（火）♏ ● | 6（木）♐ |
| 7（日）♎ | 7（水）♏ | 7（金）♑ |
| 8（月）♎ ● | 8（木）♐ | 8（土）♑ |
| 9（火）♏ | 9（金）♐ | 9（日）♒ |
| 10（水）♏ | 10（土）♑ | 10（月）♒ |
| 11（木）♐ | 11（日）♑ | 11（火）♒ |
| 12（金）♐ | 12（月）♒ | 12（水）♓ |
| 13（土）♑ | 13（火）♒ ◐ | 13（木）♓ ◐ |
| 14（日）♑ ◐ | 14（水）♓ | 14（金）♈ |
| 15（月）♑ | 15（木）♓ | 15（土）♈ |
| 16（火）♒ | 16（金）♓ | 16（日）♈ |
| 17（水）♒ | 17（土）♈ | 17（月）♉ |
| 18（木）♓ | 18（日）♈ | 18（火）♉ |
| 19（金）♓ | 19（月）♉ | 19（水）♊ |
| 20（土）♈ | 20（火）♉ | 20（木）♊ |
| 21（日）♈ | 21（水）♉ ○ | 21（金）♊ ○ |
| 22（月）♈ ○ | 22（木）♊ | 22（土）♋ |
| 23（火）♉ | 23（金）♊ | 23（日）♋ |
| 24（水）♉ | 24（土）♋ | 24（月）♌ |
| 25（木）♉ | 25（日）♋ | 25（火）♌ |
| 26（金）♊ | 26（月）♋ | 26（水）♍ |
| 27（土）♊ | 27（火）♌ | 27（木）♍ |
| 28（日）♋ | 28（水）♌ | 28（金）♎ ◑ |
| 29（月）♋ | 29（木）♍ ◑ | 29（土）♎ |
| 30（火）♌ ◑ | 30（金）♍ | 30（日）♎ |
| 31（水）♌ | | 31（月）♏ |

♈ 牡羊座　♉ 牡牛座　♊ 双子座　♋ 蟹座　♌ 獅子座　♍ 乙女座　♎ 天秤座　♏ 蠍座
♐ 射手座　♑ 山羊座　♒ 水瓶座　♓ 魚座

# 2029

| 7月 | 8月 | 9月 |
|---|---|---|
| 1（日） | 1（水） | 1（土） ◑ |
| 2（月） | 2（木） ◑ | 2（日） |
| 3（火） | 3（金） | 3（月） |
| 4（水） ◑ | 4（土） | 4（火） |
| 5（木） | 5（日） | 5（水） |
| 6（金） | 6（月） | 6（木） |
| 7（土） | 7（火） | 7（金） |
| 8（日） | 8（水） | 8（土） ● |
| 9（月） | 9（木） | 9（日） |
| 10（火） | 10（金） ● | 10（月） |
| 11（水） | 11（土） | 11（火） |
| 12（木） ● | 12（日） | 12（水） |
| 13（金） | 13（月） | 13（木） |
| 14（土） | 14（火） | 14（金） |
| 15（日） | 15（水） | 15（土） ◐ |
| 16（月） | 16（木） | 16（日） |
| 17（火） | 17（金） ◐ | 17（月） |
| 18（水） ◐ | 18（土） | 18（火） |
| 19（木） | 19（日） | 19（水） |
| 20（金） | 20（月） | 20（木） |
| 21（土） | 21（火） | 21（金） |
| 22（日） | 22（水） | 22（土） |
| 23（月） | 23（木） | 23（日） ○ |
| 24（火） | 24（金） ○ | 24（月） |
| 25（水） ○ | 25（土） | 25（火） |
| 26（木） | 26（日） | 26（水） |
| 27（金） | 27（月） | 27（木） |
| 28（土） | 28（火） | 28（金） |
| 29（日） | 29（水） | 29（土） |
| 30（月） | 30（木） | 30（日） |
| 31（火） | 31（金） | |

○満月　◑欠けていく月（下弦）　●新月　◐満ちていく月（上弦）

| 4月 | 5月 | 6月 |
|---|---|---|
| 1（日） 蠍座 | 1（火） 射手座 | 1（金） 水瓶座 |
| 2（月） 蠍座 | 2（水） 射手座 | 2（土） 水瓶座 |
| 3（火） 射手座 | 3（木） 山羊座 | 3（日） 魚座 |
| 4（水） 射手座 | 4（金） 山羊座 | 4（月） 魚座 ◑ |
| 5（木） 山羊座 | 5（土） 水瓶座 ◑ | 5（火） 魚座 |
| 6（金） 山羊座 ◑ | 6（日） 水瓶座 | 6（水） 牡羊座 |
| 7（土） 水瓶座 | 7（月） 魚座 | 7（木） 牡羊座 |
| 8（日） 水瓶座 | 8（火） 魚座 | 8（金） 牡牛座 |
| 9（月） 水瓶座 | 9（水） 魚座 | 9（土） 牡牛座 |
| 10（火） 魚座 | 10（木） 牡羊座 | 10（日） 牡牛座 |
| 11（水） 魚座 | 11（金） 牡羊座 | 11（月） 双子座 |
| 12（木） 牡羊座 | 12（土） 牡牛座 | 12（火） 双子座 ● |
| 13（金） 牡羊座 | 13（日） 牡牛座 ● | 13（水） 蟹座 |
| 14（土） 牡羊座 ● | 14（月） 牡牛座 | 14（木） 蟹座 |
| 15（日） 牡牛座 | 15（火） 双子座 | 15（金） 蟹座 |
| 16（月） 牡牛座 | 16（水） 双子座 | 16（土） 獅子座 |
| 17（火） 双子座 | 17（木） 蟹座 | 17（日） 獅子座 |
| 18（水） 双子座 | 18（金） 蟹座 | 18（月） 乙女座 |
| 19（木） 双子座 | 19（土） 獅子座 | 19（火） 乙女座 ◐ |
| 20（金） 蟹座 | 20（日） 獅子座 | 20（水） 天秤座 |
| 21（土） 蟹座 | 21（月） 獅子座 ◐ | 21（木） 天秤座 |
| 22（日） 獅子座 ◐ | 22（火） 乙女座 | 22（金） 蠍座 |
| 23（月） 獅子座 | 23（水） 乙女座 | 23（土） 蠍座 |
| 24（火） 乙女座 | 24（木） 天秤座 | 24（日） 射手座 |
| 25（水） 乙女座 | 25（金） 天秤座 | 25（月） 射手座 |
| 26（木） 天秤座 | 26（土） 蠍座 | 26（火） 山羊座 ○ |
| 27（金） 天秤座 | 27（日） 蠍座 | 27（水） 山羊座 |
| 28（土） 蠍座 ○ | 28（月） 射手座 ○ | 28（木） 山羊座 |
| 29（日） 蠍座 | 29（火） 射手座 | 29（金） 水瓶座 |
| 30（月） 射手座 | 30（水） 山羊座 | 30（土） 水瓶座 |
| | 31（木） 山羊座 | |

牡羊座　牡牛座　双子座　蟹座　獅子座　乙女座　天秤座　蠍座
射手座　山羊座　水瓶座　魚座

# 2029

| 1月 | 2月 | 3月 |
|---|---|---|
| 1（月）♋ ○ | 1（木）♍ | 1（木）♍ ○ |
| 2（火）♋ | 2（金）♍ | 2（金）♍ |
| 3（水）♌ | 3（土）♎ | 3（土）♎ |
| 4（木）♌ | 4（日）♎ | 4（日）♎ |
| 5（金）♍ | 5（月）♏ | 5（月）♏ |
| 6（土）♍ | 6（火）♏ ◑ | 6（火）♏ |
| 7（日）♎ ◑ | 7（水）♐ | 7（水）♐ ◑ |
| 8（月）♎ | 8（木）♐ | 8（木）♐ |
| 9（火）♏ | 9（金）♐ | 9（金）♑ |
| 10（水）♏ | 10（土）♑ | 10（土）♑ |
| 11（木）♐ | 11（日）♑ | 11（日）♒ |
| 12（金）♐ | 12（月）♒ | 12（月）♒ |
| 13（土）♑ | 13（火）♒ ● | 13（火）♒ |
| 14（日）♑ | 14（水）♓ | 14（水）♓ |
| 15（月）♑ ● | 15（木）♓ | 15（木）♓ ● |
| 16（火）♒ | 16（金）♓ | 16（金）♈ |
| 17（水）♒ | 17（土）♈ | 17（土）♈ |
| 18（木）♓ | 18（日）♈ | 18（日）♈ |
| 19（金）♓ | 19（月）♉ | 19（月）♉ |
| 20（土）♓ | 20（火）♉ | 20（火）♉ |
| 21（日）♈ | 21（水）♉ | 21（水）♊ |
| 22（月）♈ | 22（木）♊ ◐ | 22（木）♊ |
| 23（火）♉ ◐ | 23（金）♊ | 23（金）♊ ◐ |
| 24（水）♉ | 24（土）♋ | 24（土）♋ |
| 25（木）♉ | 25（日）♋ | 25（日）♋ |
| 26（金）♊ | 26（月）♌ | 26（月）♌ |
| 27（土）♊ | 27（火）♌ | 27（火）♌ |
| 28（日）♋ | 28（水）♌ | 28（水）♍ |
| 29（月）♋ | | 29（木）♍ |
| 30（火）♌ ○ | | 30（金）♎ ○ |
| 31（水）♌ | | 31（土）♎ |

○満月　◑欠けていく月（下弦）　●新月　◐満ちていく月（上弦）

| 10月 | 11月 | 12月 |
|---|---|---|
| 1（日）♓ | 1（水）♈ | 1（金）♉ |
| 2（月）♓ | 2（木）♉ ○ | 2（土）♊ ○ |
| 3（火）♈ | 3（金）♉ | 3（日）♊ |
| 4（水）♈ ○ | 4（土）♊ | 4（月）♋ |
| 5（木）♈ | 5（日）♊ | 5（火）♋ |
| 6（金）♉ | 6（月）♊ | 6（水）♌ |
| 7（土）♉ | 7（火）♋ | 7（木）♌ |
| 8（日）♊ | 8（水）♋ | 8（金）♌ |
| 9（月）♊ | 9（木）♌ | 9（土）♍ ◑ |
| 10（火）♊ | 10（金）♌ ◑ | 10（日）♍ |
| 11（水）♋ ◑ | 11（土）♍ | 11（月）♎ |
| 12（木）♋ | 12（日）♍ | 12（火）♎ |
| 13（金）♌ | 13（月）♎ | 13（水）♏ |
| 14（土）♌ | 14（火）♎ | 14（木）♏ |
| 15（日）♍ | 15（水）♏ | 15（金）♐ |
| 16（月）♍ | 16（木）♏ ● | 16（土）♐ ● |
| 17（火）♎ | 17（金）♐ | 17（日）♑ |
| 18（水）♎ ● | 18（土）♐ | 18（月）♑ |
| 19（木）♏ | 19（日）♐ | 19（火）♒ |
| 20（金）♏ | 20（月）♑ | 20（水）♒ |
| 21（土）♐ | 21（火）♑ | 21（木）♒ |
| 22（日）♐ | 22（水）♒ | 22（金）♓ |
| 23（月）♑ | 23（木）♒ | 23（土）♓ |
| 24（火）♑ | 24（金）♓ ◐ | 24（日）♈ ◐ |
| 25（水）♑ ◐ | 25（土）♓ | 25（月）♈ |
| 26（木）♒ | 26（日）♓ | 26（火）♈ |
| 27（金）♒ | 27（月）♈ | 27（水）♉ |
| 28（土）♓ | 28（火）♈ | 28（木）♉ |
| 29（日）♓ | 29（水）♉ | 29（金）♊ |
| 30（月）♓ | 30（木）♉ | 30（土）♊ |
| 31（火）♈ | | 31（日）♋ |

♈ 牡羊座　♉ 牡牛座　♊ 双子座　♋ 蟹座　♌ 獅子座　♍ 乙女座　♎ 天秤座　♏ 蠍座
♐ 射手座　♑ 山羊座　♒ 水瓶座　♓ 魚座

# 2028

| 7月 | 8月 | 9月 |
|---|---|---|
| 1（土）♎ | 1（火）♐ | 1（金）♒ |
| 2（日）♏ | 2（水）♑ | 2（土）♒ |
| 3（月）♏ | 3（木）♑ | 3（日）♒ |
| 4（火）♐ | 4（金）♑ | 4（月）♓ ○ |
| 5（水）♐ | 5（土）♒ ○ | 5（火）♓ |
| 6（木）♑ | 6（日）♒ | 6（水）♈ |
| 7（金）♑ ○ | 7（月）♓ | 7（木）♈ |
| 8（土）♒ | 8（火）♓ | 8（金）♈ |
| 9（日）♒ | 9（水）♓ | 9（土）♉ |
| 10（月）♒ | 10（木）♈ | 10（日）♉ |
| 11（火）♓ | 11（金）♈ | 11（月）♊ |
| 12（水）♓ | 12（土）♉ | 12（火）♊ ◑ |
| 13（木）♓ | 13（日）♉ ◑ | 13（水）♋ |
| 14（金）♈ | 14（月）♉ | 14（木）♋ |
| 15（土）♈ ◑ | 15（火）♊ | 15（金）♋ |
| 16（日）♉ | 16（水）♊ | 16（土）♌ |
| 17（月）♉ | 17（木）♋ | 17（日）♌ |
| 18（火）♊ | 18（金）♋ | 18（月）♍ |
| 19（水）♊ | 19（土）♌ | 19（火）♍ ● |
| 20（木）♊ | 20（日）♌ ● | 20（水）♎ |
| 21（金）♋ | 21（月）♍ | 21（木）♎ |
| 22（土）♋ ● | 22（火）♍ | 22（金）♏ |
| 23（日）♌ | 23（水）♎ | 23（土）♏ |
| 24（月）♌ | 24（木）♎ | 24（日）♐ |
| 25（火）♍ | 25（金）♏ | 25（月）♐ ◐ |
| 26（水）♍ | 26（土）♏ | 26（火）♑ |
| 27（木）♎ | 27（日）♐ ◐ | 27（水）♑ |
| 28（金）♎ | 28（月）♐ | 28（木）♒ |
| 29（土）♏ ◐ | 29（火）♐ | 29（金）♒ |
| 30（日）♏ | 30（水）♑ | 30（土）♒ |
| 31（月）♐ | 31（木）♑ | |

○満月　◑欠けていく月（下弦）　●新月　◐満ちていく月（上弦）

| 4月 | 5月 | 6月 |
|---|---|---|
| 1（土）♊ | 1（月）♋ | 1（木）♍ |
| 2（日）♋ | 2（火）♌ ◐ | 2（金）♎ |
| 3（月）♋ ◐ | 3（水）♌ | 3（土）♎ |
| 4（火）♋ | 4（木）♍ | 4（日）♏ |
| 5（水）♌ | 5（金）♍ | 5（月）♏ |
| 6（木）♌ | 6（土）♎ | 6（火）♏ |
| 7（金）♍ | 7（日）♎ | 7（水）♐ ○ |
| 8（土）♍ | 8（月）♏ | 8（木）♐ |
| 9（日）♎ ○ | 9（火）♏ ○ | 9（金）♑ |
| 10（月）♎ | 10（水）♐ | 10（土）♑ |
| 11（火）♏ | 11（木）♐ | 11（日）♒ |
| 12（水）♏ | 12（金）♑ | 12（月）♒ |
| 13（木）♐ | 13（土）♑ | 13（火）♒ |
| 14（金）♐ | 14（日）♑ | 14（水）♓ |
| 15（土）♑ | 15（月）♒ | 15（木）♓ ◑ |
| 16（日）♑ | 16（火）♒ ◑ | 16（金）♈ |
| 17（月）♒ ◑ | 17（水）♓ | 17（土）♈ |
| 18（火）♒ | 18（木）♓ | 18（日）♈ |
| 19（水）♒ | 19（金）♓ | 19（月）♉ |
| 20（木）♓ | 20（土）♈ | 20（火）♉ |
| 21（金）♓ | 21（日）♈ | 21（水）♊ |
| 22（土）♓ | 22（月）♉ | 22（木）♊ |
| 23（日）♈ | 23（火）♉ | 23（金）♋ ● |
| 24（月）♈ | 24（水）♉ ● | 24（土）♋ |
| 25（火）♉ ● | 25（木）♊ | 25（日）♌ |
| 26（水）♉ | 26（金）♊ | 26（月）♌ |
| 27（木）♊ | 27（土）♋ | 27（火）♍ |
| 28（金）♊ | 28（日）♋ | 28（水）♍ |
| 29（土）♊ | 29（月）♌ | 29（木）♎ ◐ |
| 30（日）♋ | 30（火）♌ | 30（金）♎ |
| | 31（水）♍ ◐ | |

♈ 牡羊座　♉ 牡牛座　♊ 双子座　♋ 蟹座　♌ 獅子座　♍ 乙女座　♎ 天秤座　♏ 蠍座
♐ 射手座　♑ 山羊座　♒ 水瓶座　♓ 魚座

# 2028

| 1月 | 2月 | 3月 |
|---|---|---|
| 1（土）♒ | 1（火）♈ | 1（水）♉ |
| 2（日）♓ | 2（水）♈ | 2（木）♉ |
| 3（月）♓ | 3（木）♉ | 3（金）♉ |
| 4（火）♈ | 4（金）♉ ◐ | 4（土）♊ ◐ |
| 5（水）♈ ◐ | 5（土）♉ | 5（日）♊ |
| 6（木）♈ | 6（日）♊ | 6（月）♋ |
| 7（金）♉ | 7（月）♊ | 7（火）♋ |
| 8（土）♉ | 8（火）♋ | 8（水）♌ |
| 9（日）♊ | 9（水）♋ | 9（木）♌ |
| 10（月）♊ | 10（木）♌ | 10（金）♍ |
| 11（火）♋ | 11（金）♌ ○ | 11（土）♍ ○ |
| 12（水）♋ ○ | 12（土）♍ | 12（日）♎ |
| 13（木）♌ | 13（日）♍ | 13（月）♎ |
| 14（金）♌ | 14（月）♎ | 14（火）♏ |
| 15（土）♍ | 15（火）♎ | 15（水）♏ |
| 16（日）♍ | 16（水）♏ | 16（木）♐ |
| 17（月）♎ | 17（木）♏ ◑ | 17（金）♐ |
| 18（火）♎ | 18（金）♐ | 18（土）♐ ◑ |
| 19（水）♏ ◑ | 19（土）♐ | 19（日）♑ |
| 20（木）♏ | 20（日）♑ | 20（月）♑ |
| 21（金）♏ | 21（月）♑ | 21（火）♒ |
| 22（土）♐ | 22（火）♑ | 22（水）♒ |
| 23（日）♐ | 23（水）♒ | 23（木）♒ |
| 24（月）♑ | 24（木）♒ | 24（金）♓ |
| 25（火）♑ | 25（金）♓ ● | 25（土）♓ |
| 26（水）♑ | 26（土）♓ | 26（日）♈ ● |
| 27（木）♒ ● | 27（日）♓ | 27（月）♈ |
| 28（金）♒ | 28（月）♈ | 28（火）♈ |
| 29（土）♓ | 29（火）♈ | 29（水）♉ |
| 30（日）♓ | | 30（木）♉ |
| 31（月）♓ | | 31（金）♊ |

○満月　◑欠けていく月（下弦）　●新月　◐満ちていく月（上弦）

| 10月 | 11月 | 12月 |
|---|---|---|
| 1（金）天秤座 | 1（月）射手座 | 1（水）山羊座 |
| 2（土）蠍座 | 2（火）射手座 | 2（木）山羊座 |
| 3（日）蠍座 | 3（水）山羊座 | 3（金）水瓶座 |
| 4（月）射手座 | 4（木）山羊座 | 4（土）水瓶座 |
| 5（火）射手座 | 5（金）山羊座 | 5（日）水瓶座 |
| 6（水）射手座 | 6（土）水瓶座 ◐ | 6（月）魚座 ◐ |
| 7（木）山羊座 ◐ | 7（日）水瓶座 | 7（火）魚座 |
| 8（金）山羊座 | 8（月）魚座 | 8（水）牡羊座 |
| 9（土）水瓶座 | 9（火）魚座 | 9（木）牡羊座 |
| 10（日）水瓶座 | 10（水）魚座 | 10（金）牡牛座 |
| 11（月）水瓶座 | 11（木）牡羊座 | 11（土）牡牛座 |
| 12（火）魚座 | 12（金）牡羊座 | 12（日）牡牛座 |
| 13（水）魚座 | 13（土）牡牛座 | 13（月）双子座 |
| 14（木）牡羊座 | 14（日）牡牛座 ○ | 14（火）双子座 ○ |
| 15（金）牡羊座 ○ | 15（月）双子座 | 15（水）蟹座 |
| 16（土）牡羊座 | 16（火）双子座 | 16（木）蟹座 |
| 17（日）牡牛座 | 17（水）蟹座 | 17（金）獅子座 |
| 18（月）牡牛座 | 18（木）蟹座 | 18（土）獅子座 |
| 19（火）双子座 | 19（金）蟹座 | 19（日）乙女座 |
| 20（水）双子座 | 20（土）獅子座 | 20（月）乙女座 ◑ |
| 21（木）蟹座 | 21（日）獅子座 ◑ | 21（火）天秤座 |
| 22（金）蟹座 | 22（月）乙女座 | 22（水）天秤座 |
| 23（土）獅子座 ◑ | 23（火）乙女座 | 23（木）蠍座 |
| 24（日）獅子座 | 24（水）天秤座 | 24（金）蠍座 |
| 25（月）乙女座 | 25（木）天秤座 | 25（土）蠍座 |
| 26（火）乙女座 | 26（金）蠍座 | 26（日）射手座 |
| 27（水）乙女座 | 27（土）蠍座 | 27（月）射手座 |
| 28（木）天秤座 | 28（日）射手座 ● | 28（火）山羊座 ● |
| 29（金）天秤座 ● | 29（月）射手座 | 29（水）山羊座 |
| 30（土）蠍座 | 30（火）射手座 | 30（木）水瓶座 |
| 31（日）蠍座 | | 31（金）水瓶座 |

牡羊座　牡牛座　双子座　蟹座　獅子座　乙女座　天秤座　蠍座
射手座　山羊座　水瓶座　魚座

# 2027

| 7月 | 8月 | 9月 |
|---|---|---|
| 1（木）♉ | 1（日）♋ | 1（水）♍ ● |
| 2（金）♊ | 2（月）♌ ● | 2（木）♍ |
| 3（土）♊ | 3（火）♌ | 3（金）♎ |
| 4（日）♋ ● | 4（水）♍ | 4（土）♎ |
| 5（月）♋ | 5（木）♍ | 5（日）♏ |
| 6（火）♌ | 6（金）♎ | 6（月）♏ |
| 7（水）♌ | 7（土）♎ | 7（火）♐ |
| 8（木）♍ | 8（日）♏ | 8（水）♐ ◐ |
| 9（金）♍ | 9（月）♏ ◐ | 9（木）♐ |
| 10（土）♎ | 10（火）♏ | 10（金）♑ |
| 11（日）♎ ◐ | 11（水）♐ | 11（土）♑ |
| 12（月）♏ | 12（木）♐ | 12（日）♒ |
| 13（火）♏ | 13（金）♑ | 13（月）♒ |
| 14（水）♏ | 14（土）♑ | 14（火）♒ |
| 15（木）♐ | 15（日）♑ | 15（水）♓ |
| 16（金）♐ | 16（月）♒ | 16（木）♓ ○ |
| 17（土）♑ | 17（火）♒ ○ | 17（金）♈ |
| 18（日）♑ | 18（水）♓ | 18（土）♈ |
| 19（月）♑ ○ | 19（木）♓ | 19（日）♉ |
| 20（火）♒ | 20（金）♓ | 20（月）♉ |
| 21（水）♒ | 21（土）♈ | 21（火）♉ |
| 22（木）♓ | 22（日）♈ | 22（水）♊ |
| 23（金）♓ | 23（月）♉ | 23（木）♊ ◑ |
| 24（土）♓ | 24（火）♉ | 24（金）♋ |
| 25（日）♈ | 25（水）♉ ◑ | 25（土）♋ |
| 26（月）♈ | 26（木）♊ | 26（日）♌ |
| 27（火）♉ ◑ | 27（金）♊ | 27（月）♌ |
| 28（水）♉ | 28（土）♋ | 28（火）♍ |
| 29（木）♊ | 29（日）♋ | 29（水）♍ |
| 30（金）♊ | 30（月）♌ | 30（木）♎ ● |
| 31（土）♋ | 31（火）♌ | |

○満月　◑欠けていく月（下弦）　●新月　◐満ちていく月（上弦）

| 4月 | 5月 | 6月 |
|---|---|---|
| 1（木）水瓶座 | 1（土）魚座 | 1（火）牡羊座 |
| 2（金）水瓶座 | 2（日）魚座 | 2（水）牡牛座 |
| 3（土）水瓶座 | 3（月）魚座 | 3（木）牡牛座 |
| 4（日）魚座 | 4（火）牡羊座 | 4（金）双子座 |
| 5（月）魚座 | 5（水）牡羊座 | 5（土）双子座 ● |
| 6（火）牡羊座 | 6（木）牡牛座 ● | 6（日）蟹座 |
| 7（水）牡羊座 ● | 7（金）牡牛座 | 7（月）蟹座 |
| 8（木）牡羊座 | 8（土）双子座 | 8（火）獅子座 |
| 9（金）牡牛座 | 9（日）双子座 | 9（水）獅子座 |
| 10（土）牡牛座 | 10（月）蟹座 | 10（木）獅子座 |
| 11（日）双子座 | 11（火）蟹座 | 11（金）乙女座 ◐ |
| 12（月）双子座 | 12（水）獅子座 | 12（土）乙女座 |
| 13（火）蟹座 | 13（木）獅子座 ◐ | 13（日）天秤座 |
| 14（水）蟹座 ◐ | 14（金）乙女座 | 14（月）天秤座 |
| 15（木）獅子座 | 15（土）乙女座 | 15（火）蠍座 |
| 16（金）獅子座 | 16（日）天秤座 | 16（水）蠍座 |
| 17（土）乙女座 | 17（月）天秤座 | 17（木）射手座 |
| 18（日）乙女座 | 18（火）天秤座 | 18（金）射手座 |
| 19（月）天秤座 | 19（水）蠍座 | 19（土）射手座 ○ |
| 20（火）天秤座 | 20（木）蠍座 ○ | 20（日）山羊座 |
| 21（水）蠍座 ○ | 21（金）射手座 | 21（月）山羊座 |
| 22（木）蠍座 | 22（土）射手座 | 22（火）水瓶座 |
| 23（金）蠍座 | 23（日）山羊座 | 23（水）水瓶座 |
| 24（土）射手座 | 24（月）山羊座 | 24（木）水瓶座 |
| 25（日）射手座 | 25（火）山羊座 | 25（金）魚座 |
| 26（月）山羊座 | 26（水）水瓶座 | 26（土）魚座 |
| 27（火）山羊座 | 27（木）水瓶座 | 27（日）牡羊座 ◑ |
| 28（水）山羊座 | 28（金）水瓶座 ◑ | 28（月）牡羊座 |
| 29（木）水瓶座 ◑ | 29（土）魚座 | 29（火）牡羊座 |
| 30（金）水瓶座 | 30（日）魚座 | 30（水）牡牛座 |
| | 31（月）牡羊座 | |

牡羊座　牡牛座　双子座　蟹座　獅子座　乙女座　天秤座　蠍座
射手座　山羊座　水瓶座　魚座

# 2027

| 1月 | 2月 | 3月 |
|---|---|---|
| 1（金）♎ | 1（月）♐ | 1（月）♐ |
| 2（土）♏ | 2（火）♐ | 2（火）♑ |
| 3（日）♏ | 3（水）♑ | 3（水）♑ |
| 4（月）♐ | 4（木）♑ | 4（木）♑ |
| 5（火）♐ | 5（金）♑ | 5（金）♒ |
| 6（水）♐ | 6（土）♒ | 6（土）♒ |
| 7（木）♑ | 7（日）♒ ● | 7（日）♒ |
| 8（金）♑ ● | 8（月）♓ | 8（月）♓ ● |
| 9（土）♒ | 9（火）♓ | 9（火）♓ |
| 10（日）♒ | 10（水）♓ | 10（水）♈ |
| 11（月）♒ | 11（木）♈ | 11（木）♈ |
| 12（火）♓ | 12（金）♈ | 12（金）♉ |
| 13（水）♓ | 13（土）♉ | 13（土）♉ |
| 14（木）♈ | 14（日）♉ ◐ | 14（日）♊ |
| 15（金）♈ | 15（月）♊ | 15（月）♊ |
| 16（土）♈ ◐ | 16（火）♊ | 16（火）♊ ◐ |
| 17（日）♉ | 17（水）♋ | 17（水）♋ |
| 18（月）♉ | 18（木）♋ | 18（木）♋ |
| 19（火）♊ | 19（金）♌ | 19（金）♌ |
| 20（水）♊ | 20（土）♌ | 20（土）♌ |
| 21（木）♋ | 21（日）♍ ○ | 21（日）♍ |
| 22（金）♋ ○ | 22（月）♍ | 22（月）♍ ○ |
| 23（土）♌ | 23（火）♎ | 23（火）♎ |
| 24（日）♌ | 24（水）♎ | 24（水）♎ |
| 25（月）♍ | 25（木）♎ | 25（木）♏ |
| 26（火）♍ | 26（金）♏ | 26（金）♏ |
| 27（水）♎ | 27（土）♏ | 27（土）♐ |
| 28（木）♎ | 28（日）♐ ◑ | 28（日）♐ |
| 29（金）♏ ◑ | | 29（月）♐ |
| 30（土）♏ | | 30（火）♑ ◑ |
| 31（日）♏ | | 31（水）♑ |

○満月　◑欠けていく月（下弦）　●新月　◐満ちていく月（上弦）

| 10月 | 11月 | 12月 |
|---|---|---|
| 1（木）双子座 | 1（日）蟹座 | 1（火）乙女座 ◑ |
| 2（金）双子座 | 2（月）獅子座 ◑ | 2（水）乙女座 |
| 3（土）蟹座 ◑ | 3（火）獅子座 | 3（木）天秤座 |
| 4（日）蟹座 | 4（水）乙女座 | 4（金）天秤座 |
| 5（月）獅子座 | 5（木）乙女座 | 5（土）天秤座 |
| 6（火）獅子座 | 6（金）天秤座 | 6（日）蠍座 |
| 7（水）獅子座 | 7（土）天秤座 | 7（月）蠍座 |
| 8（木）乙女座 | 8（日）蠍座 | 8（火）射手座 |
| 9（金）乙女座 | 9（月）蠍座 ● | 9（水）射手座 ● |
| 10（土）天秤座 | 10（火）蠍座 | 10（木）射手座 |
| 11（日）天秤座 ● | 11（水）射手座 | 11（金）山羊座 |
| 12（月）蠍座 | 12（木）射手座 | 12（土）山羊座 |
| 13（火）蠍座 | 13（金）山羊座 | 13（日）水瓶座 |
| 14（水）蠍座 | 14（土）山羊座 | 14（月）水瓶座 |
| 15（木）射手座 | 15（日）山羊座 | 15（火）水瓶座 |
| 16（金）射手座 | 16（月）水瓶座 | 16（水）魚座 |
| 17（土）山羊座 | 17（火）水瓶座 ◐ | 17（木）魚座 ◐ |
| 18（日）山羊座 | 18（水）魚座 | 18（金）牡羊座 |
| 19（月）山羊座 ◐ | 19（木）魚座 | 19（土）牡羊座 |
| 20（火）水瓶座 | 20（金）魚座 | 20（日）牡牛座 |
| 21（水）水瓶座 | 21（土）牡羊座 | 21（月）牡牛座 |
| 22（木）魚座 | 22（日）牡羊座 | 22（火）双子座 |
| 23（金）魚座 | 23（月）牡牛座 | 23（水）双子座 |
| 24（土）牡羊座 | 24（火）牡牛座 ○ | 24（木）蟹座 ○ |
| 25（日）牡羊座 | 25（水）双子座 | 25（金）蟹座 |
| 26（月）牡羊座 ○ | 26（木）双子座 | 26（土）獅子座 |
| 27（火）牡牛座 | 27（金）蟹座 | 27（日）獅子座 |
| 28（水）牡牛座 | 28（土）蟹座 | 28（月）乙女座 |
| 29（木）双子座 | 29（日）獅子座 | 29（火）乙女座 |
| 30（金）双子座 | 30（月）獅子座 | 30（水）乙女座 |
| 31（土）蟹座 | | 31（木）天秤座 ◑ |

牡羊座　牡牛座　双子座　蟹座　獅子座　乙女座　天秤座　蠍座
射手座　山羊座　水瓶座　魚座

# 2026

| 7月 | 8月 | 9月 |
|---|---|---|
| 1（水） | 1（土） | 1（火） |
| 2（木） | 2（日） | 2（水） |
| 3（金） | 3（月） | 3（木） |
| 4（土） | 4（火） | 4（金） ◑ |
| 5（日） | 5（水） | 5（土） |
| 6（月） | 6（木） ◑ | 6（日） |
| 7（火） | 7（金） | 7（月） |
| 8（水） ◑ | 8（土） | 8（火） |
| 9（木） | 9（日） | 9（水） |
| 10（金） | 10（月） | 10（木） |
| 11（土） | 11（火） | 11（金） ● |
| 12（日） | 12（水） | 12（土） |
| 13（月） | 13（木） ● | 13（日） |
| 14（火） ● | 14（金） | 14（月） |
| 15（水） | 15（土） | 15（火） |
| 16（木） | 16（日） | 16（水） |
| 17（金） | 17（月） | 17（木） |
| 18（土） | 18（火） | 18（金） |
| 19（日） | 19（水） | 19（土） ◐ |
| 20（月） | 20（木） ◐ | 20（日） |
| 21（火） ◐ | 21（金） | 21（月） |
| 22（水） | 22（土） | 22（火） |
| 23（木） | 23（日） | 23（水） |
| 24（金） | 24（月） | 24（木） |
| 25（土） | 25（火） | 25（金） |
| 26（日） | 26（水） | 26（土） |
| 27（月） | 27（木） | 27（日） ○ |
| 28（火） | 28（金） ○ | 28（月） |
| 29（水） ○ | 29（土） | 29（火） |
| 30（木） | 30（日） | 30（水） |
| 31（金） | 31（月） | |

○満月　◑欠けていく月（下弦）　●新月　◐満ちていく月（上弦）

| 4月 | 5月 | 6月 |
|---|---|---|
| 1（水）乙女座 | 1（金）蠍座 | 1（月）射手座 |
| 2（木）天秤座 ○ | 2（土）蠍座 ○ | 2（火）射手座 |
| 3（金）天秤座 | 3（日）蠍座 | 3（水）山羊座 |
| 4（土）蠍座 | 4（月）射手座 | 4（木）山羊座 |
| 5（日）蠍座 | 5（火）射手座 | 5（金）水瓶座 |
| 6（月）蠍座 | 6（水）山羊座 | 6（土）水瓶座 |
| 7（火）射手座 | 7（木）山羊座 | 7（日）水瓶座 |
| 8（水）射手座 | 8（金）山羊座 | 8（月）魚座 ◑ |
| 9（木）山羊座 | 9（土）水瓶座 | 9（火）魚座 |
| 10（金）山羊座 ◑ | 10（日）水瓶座 ◑ | 10（水）牡羊座 |
| 11（土）山羊座 | 11（月）魚座 | 11（木）牡羊座 |
| 12（日）水瓶座 | 12（火）魚座 | 12（金）牡牛座 |
| 13（月）水瓶座 | 13（水）魚座 | 13（土）牡牛座 |
| 14（火）魚座 | 14（木）牡羊座 | 14（日）双子座 |
| 15（水）魚座 | 15（金）牡羊座 | 15（月）双子座 ● |
| 16（木）牡羊座 | 16（土）牡牛座 | 16（火）蟹座 |
| 17（金）牡羊座 ● | 17（日）牡牛座 ● | 17（水）蟹座 |
| 18（土）牡牛座 | 18（月）双子座 | 18（木）獅子座 |
| 19（日）牡牛座 | 19（火）双子座 | 19（金）獅子座 |
| 20（月）双子座 | 20（水）蟹座 | 20（土）乙女座 |
| 21（火）双子座 | 21（木）蟹座 | 21（日）乙女座 |
| 22（水）蟹座 | 22（金）獅子座 | 22（月）天秤座 ◐ |
| 23（木）蟹座 | 23（土）獅子座 ◐ | 23（火）天秤座 |
| 24（金）獅子座 ◐ | 24（日）乙女座 | 24（水）天秤座 |
| 25（土）獅子座 | 25（月）乙女座 | 25（木）蠍座 |
| 26（日）獅子座 | 26（火）天秤座 | 26（金）蠍座 |
| 27（月）乙女座 | 27（水）天秤座 | 27（土）射手座 |
| 28（火）乙女座 | 28（木）天秤座 | 28（日）射手座 |
| 29（水）天秤座 | 29（金）蠍座 | 29（月）射手座 |
| 30（木）天秤座 | 30（土）蠍座 | 30（火）山羊座 ○ |
| | 31（日）射手座 ○ | |

牡羊座　牡牛座　双子座　蟹座　獅子座　乙女座　天秤座　蠍座
射手座　山羊座　水瓶座　魚座

# 2026

| 1月 | 2月 | 3月 |
|---|---|---|
| 1（木）♊ | 1（日）♋ | 1（日）♌ |
| 2（金）♊ | 2（月）♌ ○ | 2（月）♌ |
| 3（土）♋ ○ | 3（火）♌ | 3（火）♍ ○ |
| 4（日）♋ | 4（水）♍ | 4（水）♍ |
| 5（月）♌ | 5（木）♍ | 5（木）♎ |
| 6（火）♌ | 6（金）♎ | 6（金）♎ |
| 7（水）♍ | 7（土）♎ | 7（土）♎ |
| 8（木）♍ | 8（日）♏ | 8（日）♏ |
| 9（金）♍ | 9（月）♏ ◑ | 9（月）♏ |
| 10（土）♎ | 10（火）♏ | 10（火）♐ |
| 11（日）♎ ◑ | 11（水）♐ | 11（水）♐ ◑ |
| 12（月）♏ | 12（木）♐ | 12（木）♐ |
| 13（火）♏ | 13（金）♑ | 13（金）♑ |
| 14（水）♏ | 14（土）♑ | 14（土）♑ |
| 15（木）♐ | 15（日）♑ | 15（日）♒ |
| 16（金）♐ | 16（月）♒ | 16（月）♒ |
| 17（土）♑ | 17（火）♒ ● | 17（火）♒ |
| 18（日）♑ | 18（水）♓ | 18（水）♓ |
| 19（月）♒ ● | 19（木）♓ | 19（木）♓ ● |
| 20（火）♒ | 20（金）♈ | 20（金）♈ |
| 21（水）♒ | 21（土）♈ | 21（土）♈ |
| 22（木）♓ | 22（日）♈ | 22（日）♉ |
| 23（金）♓ | 23（月）♉ | 23（月）♉ |
| 24（土）♈ | 24（火）♉ ◐ | 24（火）♊ |
| 25（日）♈ | 25（水）♊ | 25（水）♊ |
| 26（月）♉ ◐ | 26（木）♊ | 26（木）♋ ◐ |
| 27（火）♉ | 27（金）♋ | 27（金）♋ |
| 28（水）♊ | 28（土）♋ | 28（土）♌ |
| 29（木）♊ | | 29（日）♌ |
| 30（金）♋ | | 30（月）♍ |
| 31（土）♋ | | 31（火）♍ |

○ 満月　◑ 欠けていく月（下弦）　● 新月　◐ 満ちていく月（上弦）

| 10月 | 11月 | 12月 |
|---|---|---|
| 1（水）♑ | 1（土）♓ | 1（月）♈ |
| 2（木）♒ | 2（日）♓ | 2（火）♈ |
| 3（金）♒ | 3（月）♈ | 3（水）♉ |
| 4（土）♒ | 4（火）♈ | 4（木）♉ |
| 5（日）♓ | 5（水）♉ ○ | 5（金）♊ ○ |
| 6（月）♓ | 6（木）♉ | 6（土）♊ |
| 7（火）♈ ○ | 7（金）♊ | 7（日）♋ |
| 8（水）♈ | 8（土）♊ | 8（月）♋ |
| 9（木）♉ | 9（日）♋ | 9（火）♌ |
| 10（金）♉ | 10（月）♋ | 10（水）♌ |
| 11（土）♊ | 11（火）♌ | 11（木）♍ |
| 12（日）♊ | 12（水）♌ ◑ | 12（金）♍ ◑ |
| 13（月）♋ | 13（木）♌ | 13（土）♎ |
| 14（火）♋ ◑ | 14（金）♍ | 14（日）♎ |
| 15（水）♌ | 15（土）♍ | 15（月）♎ |
| 16（木）♌ | 16（日）♎ | 16（火）♏ |
| 17（金）♍ | 17（月）♎ | 17（水）♏ |
| 18（土）♍ | 18（火）♏ | 18（木）♐ |
| 19（日）♍ | 19（水）♏ | 19（金）♐ |
| 20（月）♎ | 20（木）♏ ● | 20（土）♐ ● |
| 21（火）♎ ● | 21（金）♐ | 21（日）♑ |
| 22（水）♏ | 22（土）♐ | 22（月）♑ |
| 23（木）♏ | 23（日）♑ | 23（火）♒ |
| 24（金）♏ | 24（月）♑ | 24（水）♒ |
| 25（土）♐ | 25（火）♑ | 25（木）♒ |
| 26（日）♐ | 26（水）♒ | 26（金）♓ |
| 27（月）♑ | 27（木）♒ | 27（土）♓ |
| 28（火）♑ | 28（金）♓ ◐ | 28（日）♈ ◐ |
| 29（水）♑ | 29（土）♓ | 29（月）♈ |
| 30（木）♒ ◐ | 30（日）♓ | 30（火）♉ |
| 31（金）♒ | | 31（水）♉ |

♈ 牡羊座　♉ 牡牛座　♊ 双子座　♋ 蟹座　♌ 獅子座　♍ 乙女座　♎ 天秤座　♏ 蠍座
♐ 射手座　♑ 山羊座　♒ 水瓶座　♓ 魚座

# 2025

| 7月 | 8月 | 9月 |
|---|---|---|
| 1（火）♍ | 1（金）♏ ◐ | 1（月）♐ |
| 2（水）♎ | 2（土）♏ | 2（火）♐ |
| 3（木）♎ ◐ | 3（日）♏ | 3（水）♑ |
| 4（金）♎ | 4（月）♐ | 4（木）♑ |
| 5（土）♏ | 5（火）♐ | 5（金）♒ |
| 6（日）♏ | 6（水）♑ | 6（土）♒ |
| 7（月）♐ | 7（木）♑ | 7（日）♓ |
| 8（火）♐ | 8（金）♑ | 8（月）♓ ○ |
| 9（水）♐ | 9（土）♒ ○ | 9（火）♈ |
| 10（木）♑ | 10（日）♒ | 10（水）♈ |
| 11（金）♑ ○ | 11（月）♓ | 11（木）♉ |
| 12（土）♒ | 12（火）♓ | 12（金）♉ |
| 13（日）♒ | 13（水）♈ | 13（土）♊ |
| 14（月）♒ | 14（木）♈ | 14（日）♊ ◑ |
| 15（火）♓ | 15（金）♉ | 15（月）♊ |
| 16（水）♓ | 16（土）♉ ◑ | 16（火）♋ |
| 17（木）♈ | 17（日）♊ | 17（水）♋ |
| 18（金）♈ ◑ | 18（月）♊ | 18（木）♌ |
| 19（土）♉ | 19（火）♋ | 19（金）♌ |
| 20（日）♉ | 20（水）♋ | 20（土）♍ |
| 21（月）♊ | 21（木）♋ | 21（日）♍ |
| 22（火）♊ | 22（金）♌ | 22（月）♎ ● |
| 23（水）♋ | 23（土）♌ ● | 23（火）♎ |
| 24（木）♋ | 24（日）♍ | 24（水）♎ |
| 25（金）♌ ● | 25（月）♍ | 25（木）♏ |
| 26（土）♌ | 26（火）♎ | 26（金）♏ |
| 27（日）♍ | 27（水）♎ | 27（土）♐ |
| 28（月）♍ | 28（木）♎ | 28（日）♐ |
| 29（火）♍ | 29（金）♏ | 29（月）♐ |
| 30（水）♎ | 30（土）♏ | 30（火）♑ ◐ |
| 31（木）♎ | 31（日）♐ ◐ | |

○満月　◑欠けていく月（下弦）　●新月　◐満ちていく月（上弦）

| 4月 | 5月 | 6月 |
|---|---|---|
| 1（火）♉ | 1（木）♊ | 1（日）♌ |
| 2（水）♊ | 2（金）♋ | 2（月）♌ |
| 3（木）♊ | 3（土）♋ | 3（火）♍ ◐ |
| 4（金）♋ | 4（日）♌ ◐ | 4（水）♍ |
| 5（土）♋ ◐ | 5（月）♌ | 5（木）♎ |
| 6（日）♋ | 6（火）♍ | 6（金）♎ |
| 7（月）♌ | 7（水）♍ | 7（土）♎ |
| 8（火）♌ | 8（木）♍ | 8（日）♏ |
| 9（水）♍ | 9（金）♎ | 9（月）♏ |
| 10（木）♍ | 10（土）♎ | 10（火）♐ |
| 11（金）♍ | 11（日）♏ | 11（水）♐ ○ |
| 12（土）♎ | 12（月）♏ | 12（木）♐ |
| 13（日）♎ ○ | 13（火）♏ ○ | 13（金）♑ |
| 14（月）♏ | 14（水）♐ | 14（土）♑ |
| 15（火）♏ | 15（木）♐ | 15（日）♒ |
| 16（水）♏ | 16（金）♑ | 16（月）♒ |
| 17（木）♐ | 17（土）♑ | 17（火）♓ |
| 18（金）♐ | 18（日）♑ | 18（水）♓ |
| 19（土）♑ | 19（月）♒ | 19（木）♓ ◑ |
| 20（日）♑ | 20（火）♒ ◑ | 20（金）♈ |
| 21（月）♑ ◑ | 21（水）♓ | 21（土）♈ |
| 22（火）♒ | 22（木）♓ | 22（日）♉ |
| 23（水）♒ | 23（金）♈ | 23（月）♉ |
| 24（木）♓ | 24（土）♈ | 24（火）♊ |
| 25（金）♓ | 25（日）♉ | 25（水）♊ ● |
| 26（土）♈ | 26（月）♉ | 26（木）♋ |
| 27（日）♈ | 27（火）♊ ● | 27（金）♋ |
| 28（月）♉ ● | 28（水）♊ | 28（土）♌ |
| 29（火）♉ | 29（木）♋ | 29（日）♌ |
| 30（水）♊ | 30（金）♋ | 30（月）♍ |
| | 31（土）♌ | |

♈ 牡羊座　♉ 牡牛座　♊ 双子座　♋ 蟹座　♌ 獅子座　♍ 乙女座　♎ 天秤座　♏ 蠍座
♐ 射手座　♑ 山羊座　♒ 水瓶座　♓ 魚座

# 2025

| 1月 | 2月 | 3月 |
|---|---|---|
| 1（水）♑ | 1（土）♓ | 1（土）♓ |
| 2（木）♒ | 2（日）♓ | 2（日）♈ |
| 3（金）♒ | 3（月）♈ | 3（月）♈ |
| 4（土）♓ | 4（火）♈ | 4（火）♉ |
| 5（日）♓ | 5（水）♉ ◐ | 5（水）♉ |
| 6（月）♈ | 6（木）♉ | 6（木）♊ |
| 7（火）♈ ◐ | 7（金）♊ | 7（金）♊ ◐ |
| 8（水）♉ | 8（土）♊ | 8（土）♋ |
| 9（木）♉ | 9（日）♋ | 9（日）♋ |
| 10（金）♉ | 10（月）♋ | 10（月）♌ |
| 11（土）♊ | 11（火）♌ | 11（火）♌ |
| 12（日）♊ | 12（水）♌ ○ | 12（水）♌ |
| 13（月）♋ | 13（木）♌ | 13（木）♍ |
| 14（火）♋ ○ | 14（金）♍ | 14（金）♍ ○ |
| 15（水）♌ | 15（土）♍ | 15（土）♎ |
| 16（木）♌ | 16（日）♎ | 16（日）♎ |
| 17（金）♍ | 17（月）♎ | 17（月）♎ |
| 18（土）♍ | 18（火）♎ | 18（火）♏ |
| 19（日）♍ | 19（水）♏ | 19（水）♏ |
| 20（月）♎ | 20（木）♏ | 20（木）♐ |
| 21（火）♎ | 21（金）♐ ◑ | 21（金）♐ |
| 22（水）♏ ◑ | 22（土）♐ | 22（土）♐ ◑ |
| 23（木）♏ | 23（日）♐ | 23（日）♑ |
| 24（金）♏ | 24（月）♑ | 24（月）♑ |
| 25（土）♐ | 25（火）♑ | 25（火）♒ |
| 26（日）♐ | 26（水）♒ | 26（水）♒ |
| 27（月）♑ | 27（木）♒ | 27（木）♓ |
| 28（火）♑ | 28（金）♓ ● | 28（金）♓ |
| 29（水）♒ ● | | 29（土）♈ ● |
| 30（木）♒ | | 30（日）♈ |
| 31（金）♓ | | 31（月）♉ |

○満月　◑欠けていく月（下弦）　●新月　◐満ちていく月（上弦）

| 10月 | 11月 | 12月 |
|---|---|---|
| 1（火） 乙女座 | 1（金） 蠍座 ● | 1（日） 射手座 ● |
| 2（水） 天秤座 | 2（土） 蠍座 | 2（月） 射手座 |
| 3（木） 天秤座 ● | 3（日） 蠍座 | 3（火） 山羊座 |
| 4（金） 天秤座 | 4（月） 射手座 | 4（水） 山羊座 |
| 5（土） 蠍座 | 5（火） 射手座 | 5（木） 山羊座 |
| 6（日） 蠍座 | 6（水） 山羊座 | 6（金） 水瓶座 |
| 7（月） 蠍座 | 7（木） 山羊座 | 7（土） 水瓶座 |
| 8（火） 射手座 | 8（金） 水瓶座 | 8（日） 魚座 |
| 9（水） 射手座 | 9（土） 水瓶座 ◐ | 9（月） 魚座 ◐ |
| 10（木） 山羊座 | 10（日） 水瓶座 | 10（火） 牡羊座 |
| 11（金） 山羊座 ◐ | 11（月） 魚座 | 11（水） 牡羊座 |
| 12（土） 水瓶座 | 12（火） 魚座 | 12（木） 牡牛座 |
| 13（日） 水瓶座 | 13（水） 牡羊座 | 13（金） 牡牛座 |
| 14（月） 魚座 | 14（木） 牡羊座 | 14（土） 双子座 |
| 15（火） 魚座 | 15（金） 牡牛座 | 15（日） 双子座 ○ |
| 16（水） 牡羊座 | 16（土） 牡牛座 ○ | 16（月） 蟹座 |
| 17（木） 牡羊座 ○ | 17（日） 双子座 | 17（火） 蟹座 |
| 18（金） 牡牛座 | 18（月） 双子座 | 18（水） 蟹座 |
| 19（土） 牡牛座 | 19（火） 蟹座 | 19（木） 獅子座 |
| 20（日） 双子座 | 20（水） 蟹座 | 20（金） 獅子座 |
| 21（月） 双子座 | 21（木） 獅子座 | 21（土） 乙女座 |
| 22（火） 蟹座 | 22（金） 獅子座 | 22（日） 乙女座 |
| 23（水） 蟹座 | 23（土） 獅子座 ◑ | 23（月） 天秤座 ◑ |
| 24（木） 蟹座 ◑ | 24（日） 乙女座 | 24（火） 天秤座 |
| 25（金） 獅子座 | 25（月） 乙女座 | 25（水） 天秤座 |
| 26（土） 獅子座 | 26（火） 天秤座 | 26（木） 蠍座 |
| 27（日） 乙女座 | 27（水） 天秤座 | 27（金） 蠍座 |
| 28（月） 乙女座 | 28（木） 天秤座 | 28（土） 射手座 |
| 29（火） 乙女座 | 29（金） 蠍座 | 29（日） 射手座 |
| 30（水） 天秤座 | 30（土） 蠍座 | 30（月） 射手座 |
| 31（木） 天秤座 | | 31（火） 山羊座 ● |

牡羊座　牡牛座　双子座　蟹座　獅子座　乙女座　天秤座　蠍座
射手座　山羊座　水瓶座　魚座

# 2024

| 7月 | 8月 | 9月 |
|---|---|---|
| 1（月）♉ | 1（木）♊ | 1（日）♌ |
| 2（火）♉ | 2（金）♋ | 2（月）♌ |
| 3（水）♊ | 3（土）♋ | 3（火）♍ ● |
| 4（木）♊ | 4（日）♌ ● | 4（水）♍ |
| 5（金）♋ | 5（月）♌ | 5（木）♎ |
| 6（土）♋ ● | 6（火）♍ | 6（金）♎ |
| 7（日）♋ | 7（水）♍ | 7（土）♎ |
| 8（月）♌ | 8（木）♍ | 8（日）♏ |
| 9（火）♌ | 9（金）♎ | 9（月）♏ |
| 10（水）♍ | 10（土）♎ | 10（火）♐ |
| 11（木）♍ | 11（日）♏ | 11（水）♐ ◐ |
| 12（金）♍ | 12（月）♏ | 12（木）♐ |
| 13（土）♎ | 13（火）♏ ◐ | 13（金）♑ |
| 14（日）♎ ◐ | 14（水）♐ | 14（土）♑ |
| 15（月）♏ | 15（木）♐ | 15（日）♒ |
| 16（火）♏ | 16（金）♑ | 16（月）♒ |
| 17（水）♏ | 17（土）♑ | 17（火）♓ |
| 18（木）♐ | 18（日）♒ | 18（水）♓ ○ |
| 19（金）♐ | 19（月）♒ | 19（木）♈ |
| 20（土）♑ | 20（火）♓ ○ | 20（金）♈ |
| 21（日）♑ ○ | 21（水）♓ | 21（土）♉ |
| 22（月）♒ | 22（木）♓ | 22（日）♉ |
| 23（火）♒ | 23（金）♈ | 23（月）♊ |
| 24（水）♓ | 24（土）♈ | 24（火）♊ |
| 25（木）♓ | 25（日）♉ | 25（水）♋ ◑ |
| 26（金）♈ | 26（月）♉ ◑ | 26（木）♋ |
| 27（土）♈ | 27（火）♊ | 27（金）♌ |
| 28（日）♉ ◑ | 28（水）♊ | 28（土）♌ |
| 29（月）♉ | 29（木）♋ | 29（日）♌ |
| 30（火）♊ | 30（金）♋ | 30（月）♍ |
| 31（水）♊ | 31（土）♌ | |

○満月　◑欠けていく月（下弦）　●新月　◐満ちていく月（上弦）

| 4月 | 5月 | 6月 |
|---|---|---|
| 1（月） ♐ | 1（水） ♒ ◑ | 1（土） ♓ |
| 2（火） ♑ ◑ | 2（木） ♒ | 2（日） ♈ |
| 3（水） ♑ | 3（金） ♓ | 3（月） ♈ |
| 4（木） ♒ | 4（土） ♓ | 4（火） ♉ |
| 5（金） ♒ | 5（日） ♈ | 5（水） ♉ |
| 6（土） ♓ | 6（月） ♈ | 6（木） ♊ ● |
| 7（日） ♓ | 7（火） ♉ | 7（金） ♊ |
| 8（月） ♈ | 8（水） ♉ ● | 8（土） ♋ |
| 9（火） ♈ ● | 9（木） ♉ | 9（日） ♋ |
| 10（水） ♉ | 10（金） ♊ | 10（月） ♌ |
| 11（木） ♉ | 11（土） ♊ | 11（火） ♌ |
| 12（金） ♊ | 12（日） ♋ | 12（水） ♌ |
| 13（土） ♊ | 13（月） ♋ | 13（木） ♍ |
| 14（日） ♋ | 14（火） ♌ | 14（金） ♍ ◐ |
| 15（月） ♋ | 15（水） ♌ ◐ | 15（土） ♎ |
| 16（火） ♋ ◐ | 16（木） ♍ | 16（日） ♎ |
| 17（水） ♌ | 17（金） ♍ | 17（月） ♎ |
| 18（木） ♌ | 18（土） ♍ | 18（火） ♏ |
| 19（金） ♍ | 19（日） ♎ | 19（水） ♏ |
| 20（土） ♍ | 20（月） ♎ | 20（木） ♐ |
| 21（日） ♍ | 21（火） ♏ | 21（金） ♐ |
| 22（月） ♎ | 22（水） ♏ | 22（土） ♐ ○ |
| 23（火） ♎ | 23（木） ♏ ○ | 23（日） ♑ |
| 24（水） ♏ ○ | 24（金） ♐ | 24（月） ♑ |
| 25（木） ♏ | 25（土） ♐ | 25（火） ♒ |
| 26（金） ♏ | 26（日） ♑ | 26（水） ♒ |
| 27（土） ♐ | 27（月） ♑ | 27（木） ♓ |
| 28（日） ♐ | 28（火） ♒ | 28（金） ♓ |
| 29（月） ♑ | 29（水） ♒ | 29（土） ♈ ◑ |
| 30（火） ♑ | 30（木） ♒ ◑ | 30（日） ♈ |
| | 31（金） ♓ | |

♈ 牡羊座　♉ 牡牛座　♊ 双子座　♋ 蟹座　♌ 獅子座　♍ 乙女座　♎ 天秤座　♏ 蠍座
♐ 射手座　♑ 山羊座　♒ 水瓶座　♓ 魚座

# 2024

| 1月 | 2月 | 3月 |
|---|---|---|
| 1（月）♍ | 1（木）♎ | 1（金）♏ |
| 2（火）♍ | 2（金）♏ | 2（土）♏ |
| 3（水）♍ | 3（土）♏ ◑ | 3（日）♐ |
| 4（木）♎ ◑ | 4（日）♏ | 4（月）♐ ◑ |
| 5（金）♎ | 5（月）♐ | 5（火）♑ |
| 6（土）♏ | 6（火）♐ | 6（水）♑ |
| 7（日）♏ | 7（水）♑ | 7（木）♑ |
| 8（月）♐ | 8（木）♑ | 8（金）♒ |
| 9（火）♐ | 9（金）♒ | 9（土）♒ |
| 10（水）♐ | 10（土）♒ ● | 10（日）♓ ● |
| 11（木）♑ ● | 11（日）♓ | 11（月）♓ |
| 12（金）♑ | 12（月）♓ | 12（火）♈ |
| 13（土）♒ | 13（火）♈ | 13（水）♈ |
| 14（日）♒ | 14（水）♈ | 14（木）♉ |
| 15（月）♓ | 15（木）♉ | 15（金）♉ |
| 16（火）♓ | 16（金）♉ | 16（土）♊ |
| 17（水）♈ | 17（土）♊ ◐ | 17（日）♊ ◐ |
| 18（木）♈ ◐ | 18（日）♊ | 18（月）♋ |
| 19（金）♉ | 19（月）♊ | 19（火）♋ |
| 20（土）♉ | 20（火）♋ | 20（水）♌ |
| 21（日）♊ | 21（水）♋ | 21（木）♌ |
| 22（月）♊ | 22（木）♌ | 22（金）♌ |
| 23（火）♋ | 23（金）♌ | 23（土）♍ |
| 24（水）♋ | 24（土）♌ ○ | 24（日）♍ |
| 25（木）♋ | 25（日）♍ | 25（月）♎ ○ |
| 26（金）♌ ○ | 26（月）♍ | 26（火）♎ |
| 27（土）♌ | 27（火）♎ | 27（水）♎ |
| 28（日）♍ | 28（水）♎ | 28（木）♏ |
| 29（月）♍ | 29（木）♎ | 29（金）♏ |
| 30（火）♍ | | 30（土）♐ |
| 31（水）♎ | | 31（日）♐ |

○満月　◑欠けていく月（下弦）　●新月　◐満ちていく月（上弦）

| 10月 | 11月 | 12月 |
|---|---|---|
| 1（日） 牡羊座 | 1（水） 双子座 | 1（金） 蟹座 |
| 2（月） 牡牛座 | 2（木） 蟹座 | 2（土） 獅子座 |
| 3（火） 牡牛座 | 3（金） 蟹座 | 3（日） 獅子座 |
| 4（水） 双子座 | 4（土） 蟹座 | 4（月） 獅子座 |
| 5（木） 双子座 | 5（日） 獅子座 ◑ | 5（火） 乙女座 ◑ |
| 6（金） 蟹座 ◑ | 6（月） 獅子座 | 6（水） 乙女座 |
| 7（土） 蟹座 | 7（火） 乙女座 | 7（木） 天秤座 |
| 8（日） 蟹座 | 8（水） 乙女座 | 8（金） 天秤座 |
| 9（月） 獅子座 | 9（木） 乙女座 | 9（土） 天秤座 |
| 10（火） 獅子座 | 10（金） 天秤座 | 10（日） 蠍座 |
| 11（水） 乙女座 | 11（土） 天秤座 | 11（月） 蠍座 |
| 12（木） 乙女座 | 12（日） 蠍座 | 12（火） 射手座 |
| 13（金） 乙女座 | 13（月） 蠍座 ● | 13（水） 射手座 ● |
| 14（土） 天秤座 | 14（火） 蠍座 | 14（木） 山羊座 |
| 15（日） 天秤座 ● | 15（水） 射手座 | 15（金） 山羊座 |
| 16（月） 蠍座 | 16（木） 射手座 | 16（土） 水瓶座 |
| 17（火） 蠍座 | 17（金） 山羊座 | 17（日） 水瓶座 |
| 18（水） 射手座 | 18（土） 山羊座 | 18（月） 魚座 |
| 19（木） 射手座 | 19（日） 水瓶座 | 19（火） 魚座 |
| 20（金） 射手座 | 20（月） 水瓶座 ◐ | 20（水） 牡羊座 ◐ |
| 21（土） 山羊座 | 21（火） 魚座 | 21（木） 牡羊座 |
| 22（日） 山羊座 ◐ | 22（水） 魚座 | 22（金） 牡羊座 |
| 23（月） 水瓶座 | 23（木） 牡羊座 | 23（土） 牡牛座 |
| 24（火） 水瓶座 | 24（金） 牡羊座 | 24（日） 牡牛座 |
| 25（水） 魚座 | 25（土） 牡牛座 | 25（月） 双子座 |
| 26（木） 魚座 | 26（日） 牡牛座 | 26（火） 双子座 |
| 27（金） 牡羊座 | 27（月） 牡牛座 ○ | 27（水） 蟹座 ○ |
| 28（土） 牡羊座 | 28（火） 双子座 | 28（木） 蟹座 |
| 29（日） 牡牛座 ○ | 29（水） 双子座 | 29（金） 蟹座 |
| 30（月） 牡牛座 | 30（木） 蟹座 | 30（土） 獅子座 |
| 31（火） 双子座 | | 31（日） 獅子座 |

牡羊座　牡牛座　双子座　蟹座　獅子座　乙女座　天秤座　蠍座
射手座　山羊座　水瓶座　魚座

# 2023

| 7月 | 8月 | 9月 |
|---|---|---|
| 1（土） | 1（火） | 1（金） |
| 2（日） | 2（水） ○ | 2（土） |
| 3（月） ○ | 3（木） | 3（日） |
| 4（火） | 4（金） | 4（月） |
| 5（水） | 5（土） | 5（火） |
| 6（木） | 6（日） | 6（水） |
| 7（金） | 7（月） | 7（木） ◑ |
| 8（土） | 8（火） ◑ | 8（金） |
| 9（日） | 9（水） | 9（土） |
| 10（月） ◑ | 10（木） | 10（日） |
| 11（火） | 11（金） | 11（月） |
| 12（水） | 12（土） | 12（火） |
| 13（木） | 13（日） | 13（水） |
| 14（金） | 14（月） | 14（木） |
| 15（土） | 15（火） | 15（金） ● |
| 16（日） | 16（水） ● | 16（土） |
| 17（月） | 17（木） | 17（日） |
| 18（火） ● | 18（金） | 18（月） |
| 19（水） | 19（土） | 19（火） |
| 20（木） | 20（日） | 20（水） |
| 21（金） | 21（月） | 21（木） |
| 22（土） | 22（火） | 22（金） |
| 23（日） | 23（水） | 23（土） ◐ |
| 24（月） | 24（木） ◐ | 24（日） |
| 25（火） | 25（金） | 25（月） |
| 26（水） ◐ | 26（土） | 26（火） |
| 27（木） | 27（日） | 27（水） |
| 28（金） | 28（月） | 28（木） |
| 29（土） | 29（火） | 29（金） ○ |
| 30（日） | 30（水） | 30（土） |
| 31（月） | 31（木） ○ | |

○満月　◑欠けていく月（下弦）　●新月　◐満ちていく月（上弦）

| 4月 | 5月 | 6月 |
|---|---|---|
| 1（土）♌ | 1（月）♍ | 1（木）♎ |
| 2（日）♌ | 2（火）♍ | 2（金）♏ |
| 3（月）♍ | 3（水）♎ | 3（土）♏ |
| 4（火）♍ | 4（木）♎ | 4（日）♐ ○ |
| 5（水）♎ | 5（金）♏ | 5（月）♐ |
| 6（木）♎ ○ | 6（土）♏ ○ | 6（火）♑ |
| 7（金）♎ | 7（日）♐ | 7（水）♑ |
| 8（土）♏ | 8（月）♐ | 8（木）♒ |
| 9（日）♏ | 9（火）♐ | 9（金）♒ |
| 10（月）♐ | 10（水）♑ | 10（土）♓ |
| 11（火）♐ | 11（木）♑ | 11（日）♓ ◑ |
| 12（水）♑ | 12（金）♒ ◑ | 12（月）♈ |
| 13（木）♑ ◑ | 13（土）♒ | 13（火）♈ |
| 14（金）♒ | 14（日）♓ | 14（水）♉ |
| 15（土）♒ | 15（月）♓ | 15（木）♉ |
| 16（日）♓ | 16（火）♈ | 16（金）♉ |
| 17（月）♓ | 17（水）♈ | 17（土）♊ |
| 18（火）♓ | 18（木）♉ | 18（日）♊ ● |
| 19（水）♈ | 19（金）♉ | 19（月）♋ |
| 20（木）♈ ● | 20（土）♊ ● | 20（火）♋ |
| 21（金）♉ | 21（日）♊ | 21（水）♌ |
| 22（土）♉ | 22（月）♊ | 22（木）♌ |
| 23（日）♊ | 23（火）♋ | 23（金）♌ |
| 24（月）♊ | 24（水）♋ | 24（土）♍ |
| 25（火）♋ | 25（木）♌ | 25（日）♍ |
| 26（水）♋ | 26（金）♌ | 26（月）♎ ◐ |
| 27（木）♋ | 27（土）♌ | 27（火）♎ |
| 28（金）♌ ◐ | 28（日）♍ ◐ | 28（水）♎ |
| 29（土）♌ | 29（月）♍ | 29（木）♏ |
| 30（日）♍ | 30（火）♎ | 30（金）♏ |
| | 31（水）♎ | |

♈ 牡羊座　♉ 牡牛座　♊ 双子座　♋ 蟹座　♌ 獅子座　♍ 乙女座　♎ 天秤座　♏ 蠍座
♐ 射手座　♑ 山羊座　♒ 水瓶座　♓ 魚座

# 2023

| 1月 | 2月 | 3月 |
|---|---|---|
| 1（日）♉ | 1（水）♊ | 1（水）♊ |
| 2（月）♉ | 2（木）♋ | 2（木）♋ |
| 3（火）♉ | 3（金）♋ | 3（金）♋ |
| 4（水）♊ | 4（土）♋ | 4（土）♌ |
| 5（木）♊ | 5（日）♌ | 5（日）♌ |
| 6（金）♋ | 6（月）♌ ○ | 6（月）♌ |
| 7（土）♋ ○ | 7（火）♍ | 7（火）♍ ○ |
| 8（日）♋ | 8（水）♍ | 8（水）♍ |
| 9（月）♌ | 9（木）♍ | 9（木）♎ |
| 10（火）♌ | 10（金）♎ | 10（金）♎ |
| 11（水）♍ | 11（土）♎ | 11（土）♎ |
| 12（木）♍ | 12（日）♏ | 12（日）♏ |
| 13（金）♍ | 13（月）♏ | 13（月）♏ |
| 14（土）♎ | 14（火）♏ ◑ | 14（火）♐ |
| 15（日）♎ ◑ | 15（水）♐ | 15（水）♐ ◑ |
| 16（月）♏ | 16（木）♐ | 16（木）♑ |
| 17（火）♏ | 17（金）♑ | 17（金）♑ |
| 18（水）♐ | 18（土）♑ | 18（土）♒ |
| 19（木）♐ | 19（日）♒ | 19（日）♒ |
| 20（金）♑ | 20（月）♒ ● | 20（月）♓ |
| 21（土）♑ | 21（火）♓ | 21（火）♓ |
| 22（日）♒ ● | 22（水）♓ | 22（水）♈ ● |
| 23（月）♒ | 23（木）♈ | 23（木）♈ |
| 24（火）♓ | 24（金）♈ | 24（金）♉ |
| 25（水）♓ | 25（土）♉ | 25（土）♉ |
| 26（木）♈ | 26（日）♉ | 26（日）♉ |
| 27（金）♈ | 27（月）♊ ◐ | 27（月）♊ |
| 28（土）♈ | 28（火）♊ | 28（火）♊ |
| 29（日）♉ ◐ | | 29（水）♋ ◐ |
| 30（月）♉ | | 30（木）♋ |
| 31（火）♊ | | 31（金）♌ |

○満月　◑欠けていく月（下弦）　●新月　◐満ちていく月（上弦）

| 10月 | 11月 | 12月 |
|---|---|---|
| 1（土）♐ | 1（火）♒ ◐ | 1（木）♓ |
| 2（日）♐ | 2（水）♒ | 2（金）♓ |
| 3（月）♑ ◐ | 3（木）♓ | 3（土）♈ |
| 4（火）♑ | 4（金）♓ | 4（日）♈ |
| 5（水）♒ | 5（土）♓ | 5（月）♉ |
| 6（木）♒ | 6（日）♈ | 6（火）♉ |
| 7（金）♓ | 7（月）♈ | 7（水）♊ |
| 8（土）♓ | 8（火）♉ ○ | 8（木）♊ ○ |
| 9（日）♈ | 9（水）♉ | 9（金）♊ |
| 10（月）♈ ○ | 10（木）♊ | 10（土）♋ |
| 11（火）♉ | 11（金）♊ | 11（日）♋ |
| 12（水）♉ | 12（土）♊ | 12（月）♌ |
| 13（木）♉ | 13（日）♋ | 13（火）♌ |
| 14（金）♊ | 14（月）♋ | 14（水）♌ |
| 15（土）♊ | 15（火）♌ | 15（木）♍ |
| 16（日）♋ | 16（水）♌ ◑ | 16（金）♍ ◑ |
| 17（月）♋ | 17（木）♌ | 17（土）♎ |
| 18（火）♋ ◑ | 18（金）♍ | 18（日）♎ |
| 19（水）♌ | 19（土）♍ | 19（月）♎ |
| 20（木）♌ | 20（日）♎ | 20（火）♏ |
| 21（金）♍ | 21（月）♎ | 21（水）♏ |
| 22（土）♍ | 22（火）♏ | 22（木）♐ |
| 23（日）♍ | 23（水）♏ | 23（金）♐ ● |
| 24（月）♎ | 24（木）♐ ● | 24（土）♑ |
| 25（火）♎ ● | 25（金）♐ | 25（日）♑ |
| 26（水）♏ | 26（土）♑ | 26（月）♒ |
| 27（木）♏ | 27（日）♑ | 27（火）♒ |
| 28（金）♐ | 28（月）♒ | 28（水）♓ |
| 29（土）♐ | 29（火）♒ | 29（木）♓ |
| 30（日）♑ | 30（水）♒ ◐ | 30（金）♈ ◐ |
| 31（月）♑ | | 31（土）♈ |

♈ 牡羊座　♉ 牡牛座　♊ 双子座　♋ 蟹座　♌ 獅子座　♍ 乙女座　♎ 天秤座　♏ 蠍座
♐ 射手座　♑ 山羊座　♒ 水瓶座　♓ 魚座

# 2022

| 7月 | 8月 | 9月 |
|---|---|---|
| 1（金）♋ | 1（月）♍ | 1（木）♏ |
| 2（土）♌ | 2（火）♍ | 2（金）♏ |
| 3（日）♌ | 3（水）♎ | 3（土）♐ |
| 4（月）♍ | 4（木）♎ | 4（日）♐ ◐ |
| 5（火）♍ | 5（金）♏ ◐ | 5（月）♐ |
| 6（水）♎ | 6（土）♏ | 6（火）♑ |
| 7（木）♎ ◐ | 7（日）♐ | 7（水）♑ |
| 8（金）♎ | 8（月）♐ | 8（木）♒ |
| 9（土）♏ | 9（火）♑ | 9（金）♒ |
| 10（日）♏ | 10（水）♑ | 10（土）♓ ○ |
| 11（月）♐ | 11（木）♒ | 11（日）♓ |
| 12（火）♐ | 12（金）♒ ○ | 12（月）♈ |
| 13（水）♑ | 13（土）♓ | 13（火）♈ |
| 14（木）♑ ○ | 14（日）♓ | 14（水）♉ |
| 15（金）♒ | 15（月）♈ | 15（木）♉ |
| 16（土）♒ | 16（火）♈ | 16（金）♊ |
| 17（日）♓ | 17（水）♈ | 17（土）♊ |
| 18（月）♓ | 18（木）♉ | 18（日）♊ ◑ |
| 19（火）♈ | 19（金）♉ ◑ | 19（月）♋ |
| 20（水）♈ ◑ | 20（土）♊ | 20（火）♋ |
| 21（木）♉ | 21（日）♊ | 21（水）♌ |
| 22（金）♉ | 22（月）♊ | 22（木）♌ |
| 23（土）♉ | 23（火）♋ | 23（金）♌ |
| 24（日）♊ | 24（水）♋ | 24（土）♍ |
| 25（月）♊ | 25（木）♌ | 25（日）♍ |
| 26（火）♋ | 26（金）♌ | 26（月）♎ ● |
| 27（水）♋ | 27（土）♌ ● | 27（火）♎ |
| 28（木）♋ | 28（日）♍ | 28（水）♎ |
| 29（金）♌ ● | 29（月）♍ | 29（木）♏ |
| 30（土）♌ | 30（火）♎ | 30（金）♏ |
| 31（日）♍ | 31（水）♎ | |

○満月　◑欠けていく月（下弦）　●新月　◐満ちていく月（上弦）

| 4月 | 5月 | 6月 |
|---|---|---|
| 1（金）♈ ● | 1（日）♉ ● | 1（水）♊ |
| 2（土）♈ | 2（月）♉ | 2（木）♋ |
| 3（日）♉ | 3（火）♊ | 3（金）♋ |
| 4（月）♉ | 4（水）♊ | 4（土）♌ |
| 5（火）♉ | 5（木）♊ | 5（日）♌ |
| 6（水）♊ | 6（金）♋ | 6（月）♌ |
| 7（木）♊ | 7（土）♋ | 7（火）♍ ◐ |
| 8（金）♋ | 8（日）♌ | 8（水）♍ |
| 9（土）♋ ◐ | 9（月）♌ ◐ | 9（木）♎ |
| 10（日）♋ | 10（火）♍ | 10（金）♎ |
| 11（月）♌ | 11（水）♍ | 11（土）♏ |
| 12（火）♌ | 12（木）♍ | 12（日）♏ |
| 13（水）♍ | 13（金）♎ | 13（月）♐ |
| 14（木）♍ | 14（土）♎ | 14（火）♐ ○ |
| 15（金）♎ | 15（日）♏ | 15（水）♑ |
| 16（土）♎ | 16（月）♏ ○ | 16（木）♑ |
| 17（日）♎ ○ | 17（火）♐ | 17（金）♒ |
| 18（月）♏ | 18（水）♐ | 18（土）♒ |
| 19（火）♏ | 19（木）♑ | 19（日）♒ |
| 20（水）♐ | 20（金）♑ | 20（月）♓ |
| 21（木）♐ | 21（土）♒ | 21（火）♓ ◑ |
| 22（金）♑ | 22（日）♒ | 22（水）♈ |
| 23（土）♑ ◑ | 23（月）♓ ◑ | 23（木）♈ |
| 24（日）♒ | 24（火）♓ | 24（金）♉ |
| 25（月）♒ | 25（水）♈ | 25（土）♉ |
| 26（火）♓ | 26（木）♈ | 26（日）♉ |
| 27（水）♓ | 27（金）♈ | 27（月）♊ |
| 28（木）♈ | 28（土）♉ | 28（火）♊ |
| 29（金）♈ | 29（日）♉ | 29（水）♋ ● |
| 30（土）♈ | 30（月）♊ ● | 30（木）♋ |
| | 31（火）♊ | |

♈ 牡羊座　♉ 牡牛座　♊ 双子座　♋ 蟹座　♌ 獅子座　♍ 乙女座　♎ 天秤座　♏ 蠍座
♐ 射手座　♑ 山羊座　♒ 水瓶座　♓ 魚座

# 2022

| 1月 | 2月 | 3月 |
|---|---|---|
| 1（土）♐ | 1（火）♒ ● | 1（火）♒ |
| 2（日）♐ | 2（水）♒ | 2（水）♓ |
| 3（月）♐ ● | 3（木）♓ | 3（木）♓ ● |
| 4（火）♒ | 4（金）♓ | 4（金）♓ |
| 5（水）♒ | 5（土）♈ | 5（土）♈ |
| 6（木）♒ | 6（日）♈ | 6（日）♈ |
| 7（金）♓ | 7（月）♉ | 7（月）♉ |
| 8（土）♓ | 8（火）♉ ◐ | 8（火）♉ |
| 9（日）♈ | 9（水）♉ | 9（水）♊ |
| 10（月）♈ ◐ | 10（木）♊ | 10（木）♊ ◐ |
| 11（火）♉ | 11（金）♊ | 11（金）♊ |
| 12（水）♉ | 12（土）♊ | 12（土）♋ |
| 13（木）♉ | 13（日）♋ | 13（日）♋ |
| 14（金）♊ | 14（月）♋ | 14（月）♌ |
| 15（土）♊ | 15（火）♌ | 15（火）♌ |
| 16（日）♋ | 16（水）♌ | 16（水）♌ |
| 17（月）♋ | 17（木）♍ ○ | 17（木）♍ |
| 18（火）♋ ○ | 18（金）♍ | 18（金）♍ ○ |
| 19（水）♌ | 19（土）♍ | 19（土）♎ |
| 20（木）♌ | 20（日）♎ | 20（日）♎ |
| 21（金）♍ | 21（月）♎ | 21（月）♏ |
| 22（土）♍ | 22（火）♏ | 22（火）♏ |
| 23（日）♎ | 23（水）♏ | 23（水）♐ |
| 24（月）♎ | 24（木）♐ ◑ | 24（木）♐ |
| 25（火）♎ ◑ | 25（金）♐ | 25（金）♑ ◑ |
| 26（水）♏ | 26（土）♑ | 26（土）♑ |
| 27（木）♏ | 27（日）♑ | 27（日）♑ |
| 28（金）♐ | 28（月）♒ | 28（月）♒ |
| 29（土）♐ | | 29（火）♒ |
| 30（日）♑ | | 30（水）♓ |
| 31（月）♑ | | 31（木）♓ |

○満月　◑欠けていく月（下弦）　●新月　◐満ちていく月（上弦）

| 10月 | 11月 | 12月 |
|---|---|---|
| 1（金）♋ | 1（月）♍ | 1（水）♎ |
| 2（土）♌ | 2（火）♍ | 2（木）♏ |
| 3（日）♌ | 3（水）♎ | 3（金）♏ |
| 4（月）♍ | 4（木）♎ | 4（土）♐ ● |
| 5（火）♍ | 5（金）♏ ● | 5（日）♐ |
| 6（水）♎ ● | 6（土）♏ | 6（月）♑ |
| 7（木）♎ | 7（日）♐ | 7（火）♑ |
| 8（金）♏ | 8（月）♐ | 8（水）♒ |
| 9（土）♏ | 9（火）♑ | 9（木）♒ |
| 10（日）♐ | 10（水）♑ | 10（金）♓ |
| 11（月）♐ | 11（木）♒ ◐ | 11（土）♓ ◐ |
| 12（火）♑ | 12（金）♒ | 12（日）♈ |
| 13（水）♑ ◐ | 13（土）♓ | 13（月）♈ |
| 14（木）♒ | 14（日）♓ | 14（火）♈ |
| 15（金）♒ | 15（月）♈ | 15（水）♉ |
| 16（土）♒ | 16（火）♈ | 16（木）♉ |
| 17（日）♓ | 17（水）♈ | 17（金）♊ |
| 18（月）♓ | 18（木）♉ | 18（土）♊ |
| 19（火）♈ | 19（金）♉ ○ | 19（日）♊ ○ |
| 20（水）♈ ○ | 20（土）♊ | 20（月）♋ |
| 21（木）♉ | 21（日）♊ | 21（火）♋ |
| 22（金）♉ | 22（月）♊ | 22（水）♌ |
| 23（土）♉ | 23（火）♋ | 23（木）♌ |
| 24（日）♊ | 24（水）♋ | 24（金）♌ |
| 25（月）♊ | 25（木）♌ | 25（土）♍ |
| 26（火）♋ | 26（金）♌ | 26（日）♍ |
| 27（水）♋ | 27（土）♌ ◑ | 27（月）♎ ◑ |
| 28（木）♋ | 28（日）♍ | 28（火）♎ |
| 29（金）♌ ◑ | 29（月）♍ | 29（水）♎ |
| 30（土）♌ | 30（火）♎ | 30（木）♏ |
| 31（日）♍ |  | 31（金）♏ |

♈ 牡羊座　♉ 牡牛座　♊ 双子座　♋ 蟹座　♌ 獅子座　♍ 乙女座　♎ 天秤座　♏ 蠍座
♐ 射手座　♑ 山羊座　♒ 水瓶座　♓ 魚座

# 2021

| 7月 | 8月 | 9月 |
|---|---|---|
| 1（木）♓ | 1（日）♉ | 1（水）♊ |
| 2（金）♈ ◑ | 2（月）♉ | 2（木）♋ |
| 3（土）♈ | 3（火）♊ | 3（金）♋ |
| 4（日）♉ | 4（水）♊ | 4（土）♌ |
| 5（月）♉ | 5（木）♋ | 5（日）♌ |
| 6（火）♉ | 6（金）♋ | 6（月）♌ |
| 7（水）♊ | 7（土）♋ | 7（火）♍ ● |
| 8（木）♊ | 8（日）♌ ● | 8（水）♍ |
| 9（金）♋ | 9（月）♌ | 9（木）♎ |
| 10（土）♋ ● | 10（火）♍ | 10（金）♎ |
| 11（日）♋ | 11（水）♍ | 11（土）♏ |
| 12（月）♌ | 12（木）♎ | 12（日）♏ |
| 13（火）♌ | 13（金）♎ | 13（月）♐ |
| 14（水）♍ | 14（土）♎ | 14（火）♐ ◐ |
| 15（木）♍ | 15（日）♏ | 15（水）♑ |
| 16（金）♎ | 16（月）♏ ◐ | 16（木）♑ |
| 17（土）♎ ◐ | 17（火）♐ | 17（金）♒ |
| 18（日）♏ | 18（水）♐ | 18（土）♒ |
| 19（月）♏ | 19（木）♑ | 19（日）♓ |
| 20（火）♐ | 20（金）♑ | 20（月）♓ |
| 21（水）♐ | 21（土）♒ | 21（火）♓ ○ |
| 22（木）♑ | 22（日）♒ ○ | 22（水）♈ |
| 23（金）♑ | 23（月）♓ | 23（木）♈ |
| 24（土）♑ ○ | 24（火）♓ | 24（金）♉ |
| 25（日）♒ | 25（水）♈ | 25（土）♉ |
| 26（月）♒ | 26（木）♈ | 26（日）♉ |
| 27（火）♓ | 27（金）♈ | 27（月）♊ |
| 28（水）♓ | 28（土）♉ | 28（火）♊ |
| 29（木）♈ | 29（日）♉ | 29（水）♋ ◑ |
| 30（金）♈ | 30（月）♊ ◑ | 30（木）♋ |
| 31（土）♉ ◑ | 31（火）♊ | |

○満月　◑欠けていく月（下弦）　●新月　◐満ちていく月（上弦）

| 4月 | 5月 | 6月 |
|---|---|---|
| 1（木） 蠍座 | 1（土） 山羊座 | 1（火） 水瓶座 |
| 2（金） 射手座 | 2（日） 山羊座 | 2（水） 魚座 ◑ |
| 3（土） 射手座 | 3（月） 水瓶座 | 3（木） 魚座 |
| 4（日） 山羊座 ◑ | 4（火） 水瓶座 ◑ | 4（金） 牡羊座 |
| 5（月） 山羊座 | 5（水） 水瓶座 | 5（土） 牡羊座 |
| 6（火） 水瓶座 | 6（木） 魚座 | 6（日） 牡羊座 |
| 7（水） 水瓶座 | 7（金） 魚座 | 7（月） 牡牛座 |
| 8（木） 魚座 | 8（土） 牡羊座 | 8（火） 牡牛座 |
| 9（金） 魚座 | 9（日） 牡羊座 | 9（水） 双子座 |
| 10（土） 魚座 | 10（月） 牡羊座 | 10（木） 双子座 ● |
| 11（日） 牡羊座 | 11（火） 牡牛座 | 11（金） 双子座 |
| 12（月） 牡羊座 ● | 12（水） 牡牛座 ● | 12（土） 蟹座 |
| 13（火） 牡牛座 | 13（木） 双子座 | 13（日） 蟹座 |
| 14（水） 牡牛座 | 14（金） 双子座 | 14（月） 獅子座 |
| 15（木） 牡牛座 | 15（土） 双子座 | 15（火） 獅子座 |
| 16（金） 双子座 | 16（日） 蟹座 | 16（水） 獅子座 |
| 17（土） 双子座 | 17（月） 蟹座 | 17（木） 乙女座 |
| 18（日） 蟹座 | 18（火） 獅子座 | 18（金） 乙女座 ◐ |
| 19（月） 蟹座 | 19（水） 獅子座 | 19（土） 天秤座 |
| 20（火） 蟹座 ◐ | 20（木） 乙女座 ◐ | 20（日） 天秤座 |
| 21（水） 獅子座 | 21（金） 乙女座 | 21（月） 蠍座 |
| 22（木） 獅子座 | 22（土） 乙女座 | 22（火） 蠍座 |
| 23（金） 乙女座 | 23（日） 天秤座 | 23（水） 射手座 |
| 24（土） 乙女座 | 24（月） 天秤座 | 24（木） 射手座 |
| 25（日） 天秤座 | 25（火） 蠍座 | 25（金） 山羊座 ○ |
| 26（月） 天秤座 | 26（水） 蠍座 ○ | 26（土） 山羊座 |
| 27（火） 蠍座 ○ | 27（木） 射手座 | 27（日） 水瓶座 |
| 28（水） 蠍座 | 28（金） 射手座 | 28（月） 水瓶座 |
| 29（木） 射手座 | 29（土） 山羊座 | 29（火） 魚座 |
| 30（金） 射手座 | 30（日） 山羊座 | 30（水） 魚座 |
| | 31（月） 水瓶座 | |

牡羊座　牡牛座　双子座　蟹座　獅子座　乙女座　天秤座　蠍座
射手座　山羊座　水瓶座　魚座

# 2021

| 1月 | 2月 | 3月 |
|---|---|---|
| 1（金）♌ | 1（月）♍ | 1（月）♎ |
| 2（土）♌ | 2（火）♎ | 2（火）♎ |
| 3（日）♌ | 3（水）♎ | 3（水）♏ |
| 4（月）♍ | 4（木）♏ | 4（木）♏ |
| 5（火）♍ | 5（金）♏ ◑ | 5（金）♐ |
| 6（水）♎ ◑ | 6（土）♐ | 6（土）♐ ◑ |
| 7（木）♎ | 7（日）♐ | 7（日）♐ |
| 8（金）♏ | 8（月）♑ | 8（月）♑ |
| 9（土）♏ | 9（火）♑ | 9（火）♑ |
| 10（日）♐ | 10（水）♑ | 10（水）♒ |
| 11（月）♐ | 11（木）♒ | 11（木）♒ |
| 12（火）♑ | 12（金）♒ ● | 12（金）♓ |
| 13（水）♑ ● | 13（土）♓ | 13（土）♓ ● |
| 14（木）♒ | 14（日）♓ | 14（日）♓ |
| 15（金）♒ | 15（月）♈ | 15（月）♈ |
| 16（土）♓ | 16（火）♈ | 16（火）♈ |
| 17（日）♓ | 17（水）♈ | 17（水）♉ |
| 18（月）♓ | 18（木）♉ | 18（木）♉ |
| 19（火）♈ | 19（金）♉ | 19（金）♉ |
| 20（水）♈ | 20（土）♊ ◐ | 20（土）♊ |
| 21（木）♉ ◐ | 21（日）♊ | 21（日）♊ ◐ |
| 22（金）♉ | 22（月）♊ | 22（月）♋ |
| 23（土）♉ | 23（火）♋ | 23（火）♋ |
| 24（日）♊ | 24（水）♋ | 24（水）♌ |
| 25（月）♊ | 25（木）♌ | 25（木）♌ |
| 26（火）♋ | 26（金）♌ | 26（金）♌ |
| 27（水）♋ | 27（土）♍ ○ | 27（土）♍ |
| 28（木）♋ | 28（日）♍ | 28（日）♍ |
| 29（金）♌ ○ | | 29（月）♎ ○ |
| 30（土）♌ | | 30（火）♎ |
| 31（日）♍ | | 31（水）♏ |

○満月　◑欠けていく月（下弦）　●新月　◐満ちていく月（上弦）

| 10月 | 11月 | 12月 |
|---|---|---|
| 1（木） 魚座 | 1（日） 牡牛座 | 1（火） 双子座 |
| 2（金） 牡羊座 ○ | 2（月） 牡牛座 | 2（水） 双子座 |
| 3（土） 牡羊座 | 3（火） 双子座 | 3（木） 蟹座 |
| 4（日） 牡牛座 | 4（水） 双子座 | 4（金） 蟹座 |
| 5（月） 牡牛座 | 5（木） 蟹座 | 5（土） 獅子座 |
| 6（火） 牡牛座 | 6（金） 蟹座 | 6（日） 獅子座 |
| 7（水） 双子座 | 7（土） 蟹座 | 7（月） 乙女座 |
| 8（木） 双子座 | 8（日） 獅子座 ◑ | 8（火） 乙女座 ◑ |
| 9（金） 蟹座 | 9（月） 獅子座 | 9（水） 乙女座 |
| 10（土） 蟹座 ◑ | 10（火） 乙女座 | 10（木） 天秤座 |
| 11（日） 蟹座 | 11（水） 乙女座 | 11（金） 天秤座 |
| 12（月） 獅子座 | 12（木） 天秤座 | 12（土） 蠍座 |
| 13（火） 獅子座 | 13（金） 天秤座 | 13（日） 蠍座 |
| 14（水） 乙女座 | 14（土） 蠍座 | 14（月） 射手座 |
| 15（木） 乙女座 | 15（日） 蠍座 ● | 15（火） 射手座 ● |
| 16（金） 天秤座 | 16（月） 射手座 | 16（水） 山羊座 |
| 17（土） 天秤座 ● | 17（火） 射手座 | 17（木） 山羊座 |
| 18（日） 蠍座 | 18（水） 山羊座 | 18（金） 水瓶座 |
| 19（月） 蠍座 | 19（木） 山羊座 | 19（土） 水瓶座 |
| 20（火） 射手座 | 20（金） 水瓶座 | 20（日） 魚座 |
| 21（水） 射手座 | 21（土） 水瓶座 | 21（月） 魚座 |
| 22（木） 山羊座 | 22（日） 水瓶座 ◐ | 22（火） 牡羊座 ◐ |
| 23（金） 山羊座 ◐ | 23（月） 魚座 | 23（水） 牡羊座 |
| 24（土） 水瓶座 | 24（火） 魚座 | 24（木） 牡羊座 |
| 25（日） 水瓶座 | 25（水） 牡羊座 | 25（金） 牡牛座 |
| 26（月） 魚座 | 26（木） 牡羊座 | 26（土） 牡牛座 |
| 27（火） 魚座 | 27（金） 牡羊座 | 27（日） 牡牛座 |
| 28（水） 魚座 | 28（土） 牡牛座 | 28（月） 双子座 |
| 29（木） 牡羊座 | 29（日） 牡牛座 | 29（火） 双子座 |
| 30（金） 牡羊座 | 30（月） 双子座 ○ | 30（水） 蟹座 ○ |
| 31（土） 牡牛座 ○ | | 31（木） 蟹座 |

牡羊座　牡牛座　双子座　蟹座　獅子座　乙女座　天秤座　蠍座
射手座　山羊座　水瓶座　魚座

# 2020

| 7月 | 8月 | 9月 |
|---|---|---|
| 1（水）♏ | 1（土）♑ | 1（火）♒ |
| 2（木）♏ | 2（日）♑ | 2（水）♓ ○ |
| 3（金）♐ | 3（月）♒ | 3（木）♓ |
| 4（土）♐ | 4（火）♒ ○ | 4（金）♈ |
| 5（日）♑ ○ | 5（水）♒ | 5（土）♈ |
| 6（月）♑ | 6（木）♓ | 6（日）♈ |
| 7（火）♒ | 7（金）♓ | 7（月）♉ |
| 8（水）♒ | 8（土）♈ | 8（火）♉ |
| 9（木）♓ | 9（日）♈ | 9（水）♊ |
| 10（金）♓ | 10（月）♈ | 10（木）♊ ◑ |
| 11（土）♓ | 11（火）♉ | 11（金）♊ |
| 12（日）♈ | 12（水）♉ ◑ | 12（土）♋ |
| 13（月）♈ ◑ | 13（木）♊ | 13（日）♋ |
| 14（火）♉ | 14（金）♊ | 14（月）♌ |
| 15（水）♉ | 15（土）♊ | 15（火）♌ |
| 16（木）♉ | 16（日）♋ | 16（水）♍ |
| 17（金）♊ | 17（月）♋ | 17（木）♍ ● |
| 18（土）♊ | 18（火）♌ | 18（金）♎ |
| 19（日）♋ | 19（水）♌ ● | 19（土）♎ |
| 20（月）♋ | 20（木）♍ | 20（日）♏ |
| 21（火）♌ ● | 21（金）♍ | 21（月）♏ |
| 22（水）♌ | 22（土）♎ | 22（火）♐ |
| 23（木）♌ | 23（日）♎ | 23（水）♐ |
| 24（金）♍ | 24（月）♏ | 24（木）♐ ◐ |
| 25（土）♍ | 25（火）♏ | 25（金）♑ |
| 26（日）♎ | 26（水）♐ ◐ | 26（土）♑ |
| 27（月）♎ ◐ | 27（木）♐ | 27（日）♒ |
| 28（火）♏ | 28（金）♑ | 28（月）♒ |
| 29（水）♏ | 29（土）♑ | 29（火）♓ |
| 30（木）♐ | 30（日）♑ | 30（水）♓ |
| 31（金）♐ | 31（月）♒ | |

○満月　◑欠けていく月（下弦）　●新月　◐満ちていく月（上弦）

| 4月 | 5月 | 6月 |
|---|---|---|
| 1（水）♋ ◐ | 1（金）♌ ◐ | 1（月）♎ |
| 2（木）♋ | 2（土）♌ | 2（火）♎ |
| 3（金）♌ | 3（日）♍ | 3（水）♏ |
| 4（土）♌ | 4（月）♍ | 4（木）♏ |
| 5（日）♍ | 5（火）♎ | 5（金）♐ |
| 6（月）♍ | 6（水）♎ | 6（土）♐ ○ |
| 7（火）♎ | 7（木）♏ ○ | 7（日）♑ |
| 8（水）♎ ○ | 8（金）♏ | 8（月）♑ |
| 9（木）♏ | 9（土）♐ | 9（火）♑ |
| 10（金）♏ | 10（日）♐ | 10（水）♒ |
| 11（土）♐ | 11（月）♑ | 11（木）♒ |
| 12（日）♐ | 12（火）♑ | 12（金）♓ |
| 13（月）♐ | 13（水）♒ | 13（土）♓ ◑ |
| 14（火）♑ | 14（木）♒ ◑ | 14（日）♈ |
| 15（水）♑ ◑ | 15（金）♒ | 15（月）♈ |
| 16（木）♒ | 16（土）♓ | 16（火）♈ |
| 17（金）♒ | 17（日）♓ | 17（水）♉ |
| 18（土）♓ | 18（月）♈ | 18（木）♉ |
| 19（日）♓ | 19（火）♈ | 19（金）♊ |
| 20（月）♓ | 20（水）♈ | 20（土）♊ |
| 21（火）♈ | 21（木）♉ | 21（日）♊ ● |
| 22（水）♈ | 22（金）♉ | 22（月）♋ |
| 23（木）♉ ● | 23（土）♊ ● | 23（火）♋ |
| 24（金）♉ | 24（日）♊ | 24（水）♌ |
| 25（土）♉ | 25（月）♊ | 25（木）♌ |
| 26（日）♊ | 26（火）♋ | 26（金）♍ |
| 27（月）♊ | 27（水）♋ | 27（土）♍ |
| 28（火）♋ | 28（木）♌ | 28（日）♎ ◐ |
| 29（水）♋ | 29（金）♌ | 29（月）♎ |
| 30（木）♋ | 30（土）♍ ◐ | 30（火）♏ |
|  | 31（日）♍ |  |

♈ 牡羊座　♉ 牡牛座　♊ 双子座　♋ 蟹座　♌ 獅子座　♍ 乙女座　♎ 天秤座　♏ 蠍座
♐ 射手座　♑ 山羊座　♒ 水瓶座　♓ 魚座

# 2020

| 1月 | 2月 | 3月 |
|---|---|---|
| 1（水） ♓ | 1（土） ♈ | 1（日） ♉ |
| 2（木） ♓ | 2（日） ♉ ◐ | 2（月） ♊ |
| 3（金） ♈ ◐ | 3（月） ♉ | 3（火） ♊ ◐ |
| 4（土） ♈ | 4（火） ♊ | 4（水） ♊ |
| 5（日） ♉ | 5（水） ♊ | 5（木） ♋ |
| 6（月） ♉ | 6（木） ♋ | 6（金） ♋ |
| 7（火） ♉ | 7（金） ♋ | 7（土） ♌ |
| 8（水） ♊ | 8（土） ♌ | 8（日） ♌ |
| 9（木） ♊ | 9（日） ♌ ○ | 9（月） ♍ |
| 10（金） ♋ | 10（月） ♌ | 10（火） ♍ ○ |
| 11（土） ♋ ○ | 11（火） ♍ | 11（水） ♎ |
| 12（日） ♌ | 12（水） ♍ | 12（木） ♎ |
| 13（月） ♌ | 13（木） ♎ | 13（金） ♏ |
| 14（火） ♍ | 14（金） ♎ | 14（土） ♏ |
| 15（水） ♍ | 15（土） ♏ | 15（日） ♐ |
| 16（木） ♎ | 16（日） ♏ ◑ | 16（月） ♐ ◑ |
| 17（金） ♎ ◑ | 17（月） ♐ | 17（火） ♑ |
| 18（土） ♏ | 18（火） ♐ | 18（水） ♑ |
| 19（日） ♏ | 19（水） ♑ | 19（木） ♑ |
| 20（月） ♐ | 20（木） ♑ | 20（金） ♒ |
| 21（火） ♐ | 21（金） ♒ | 21（土） ♒ |
| 22（水） ♐ | 22（土） ♒ | 22（日） ♓ |
| 23（木） ♑ | 23（日） ♒ | 23（月） ♓ |
| 24（金） ♑ | 24（月） ♓ ● | 24（火） ♓ ● |
| 25（土） ♒ ● | 25（火） ♓ | 25（水） ♈ |
| 26（日） ♒ | 26（水） ♈ | 26（木） ♈ |
| 27（月） ♒ | 27（木） ♈ | 27（金） ♉ |
| 28（火） ♓ | 28（金） ♈ | 28（土） ♉ |
| 29（水） ♓ | 29（土） ♉ | 29（日） ♉ |
| 30（木） ♈ | | 30（月） ♊ |
| 31（金） ♈ | | 31（火） ♊ |

○満月　◑欠けていく月（下弦）　●新月　◐満ちていく月（上弦）

巻末付録

# 月の星座カレンダー

2020.1 〜 2030.12

- 牡羊座
- 牡牛座
- 双子座
- 蟹座
- 獅子座
- 乙女座
- 天秤座
- 蠍座
- 射手座
- 山羊座
- 水瓶座
- 魚座

- ○ 満月
- ● 新月
- ◑ 欠けていく月（下弦）
- ◐ 満ちていく月（上弦）

※月の相は、「国立天文台」のホームページを参考にしています。

## ■著者紹介

### ヨハンナ・パウンガー（Johanna Paungger）

1953年、オーストリア生まれ。チロル地方の古くから続く農家に生まれる。幼いときから祖父に「月のリズムによる暮らし」の手ほどきを受けて育つ。噂を伝え聞いた人たちから講演をたのまれるようになり、夫トーマス・ポッペと出会う。その後、共同で執筆を開始。共著に『月の癒し——自分の力で』（パンローリング）、『ザ・コード 人生をひらく誕生日の数字』（SBクリエイティブ）などがある。

### トーマス・ポッペ（Thomas Poppe）

1952年、ドイツ生まれ。翻訳家、ノンフィクションライター。主に哲学、宗教、生物学、ヒーリングなどの分野で活躍。妻のヨハンナとともに「月のリズムによる適切な時期」に従う暮らしを提案している。

## ■訳者紹介

### 小川捷子（おがわ・しょうこ）

大学卒業後、ドイツ、アメリカに留学。帰国後、通訳、航空会社勤務を経て、現在フリーで翻訳に携わっている。

本書は『自分の力で　月の癒《いや》しⅡ』（2001年、飛鳥新社刊）を新装改訂したものです。

2020年2月3日 初版第1刷発行

フェニックスシリーズ ⑱

# 続・月の癒《いや》し
## ──「自然のリズム」と共に生きる

著　者　ヨハンナ・パウンガー、トーマス・ポッペ
訳　者　小川捷子
発行者　後藤康徳
発行所　パンローリング株式会社
〒160-0023　東京都新宿区西新宿7-9-18　6階
TEL 03-5386-7391　FAX 03-5386-7393
http://www.panrolling.com/
E-mail　info@panrolling.com
装　丁　パンローリング装丁室
印刷·製本　株式会社シナノ

ISBN978-4-7759-4224-6
落丁・乱丁本はお取り替えします。

関連書

# ドイツで300万部、日本で10万部のベストセラー待望の復刊

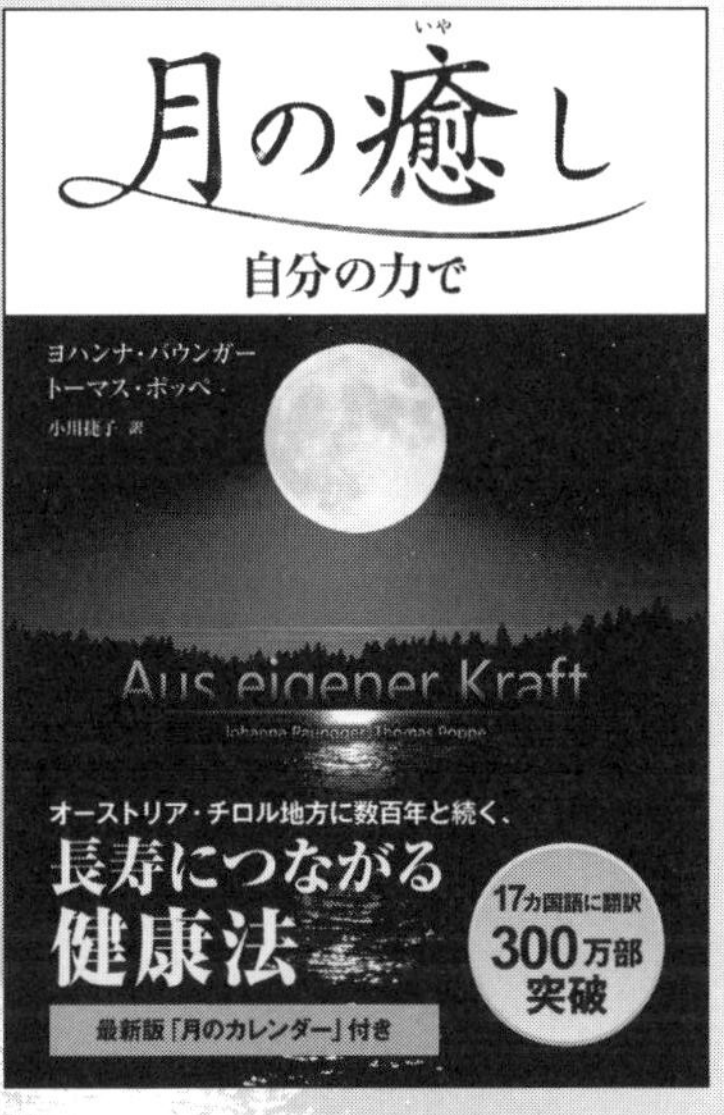


## 月の癒し
### 自分の力で

ヨハンナ・パウンガー、トーマス・ポッペ【著】
ISBN 9784775942239　248ページ
定価：本体価格 1,500円＋税

**「月」ブームのきっかけとなった話題の書。**
**20年以上の歳月を経て、復刊！**
**「月の満ち欠け」と「月の星座」が、身体の中の自然感覚を目覚めさせ、免疫力もアップする！**

**巻末に「月のカレンダー」付き**

「一般的な基準から見れば、きわめて不健康な生活をしながらも、病気もせずに90歳まで生きる」チロル地方の人々。その独特の「暮らし」は、ドイツをはじめとした近隣諸国の人々から、常に関心のまとになっている。この地方に数百年ものあいだ伝えられてきたのが、「月」のリズムをベースとし、自然と共に生きる暮らしだ。

潮の満ち干、大気の動向、妊娠、産卵をはじめとする動物の行動、さらにその他のさまざまな自然現象が「月の運行」と密接な関係にある。およそ60パーセントが水分でできている人間の身体にとって、外科手術や薬品の使い方、料理、食事、散髪、洗濯などの効果は、この自然のリズムに支配されている。

本書では、月のリズムをもとにした正しい食事の摂り方、健康に役立つハーブの利用法など、毎日の生活の中で、実際に試すことのできるたくさんのヒントが紹介されている。その普遍的な内容は、20年経った今もまったく色あせていない。

## 関連書

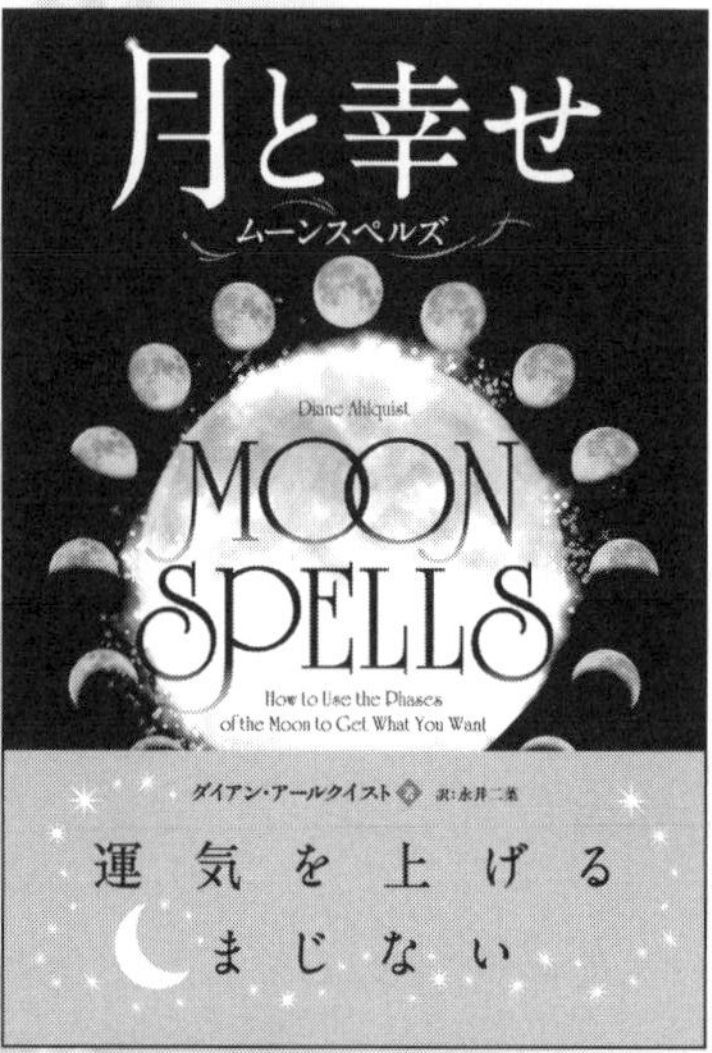


# 月と幸せ
## ムーンスペルズ

ダイアン・アールクイスト【著】
ISBN 9784775941539　280ページ
定価：本体価格 1,300円＋税

**運命の人と出会うには**
**前世での縁を知りたい**
**霊感直感を磨きたい**
**万能の月まじない**

本書で紹介する『月まじない』は、5つの基本的な月相（新月、上弦、満月、下弦、晦（つごもり））が人に与える不思議なパワーとそのほかの自然力を使って、願いをかなえる方法です。
人生をより豊かにするために月相のパワーを取り入れてみませんか。

# 幸運を呼ぶウイッカの食卓
## 食べ物のパワーを引き出す魔法のレシピ

ISBN 9784775942024　400ページ
定価：本体 1,800円＋税

**魔法なんか効くわけがない。**
**そう思っていてかまいません。試してみれば、本当のことがわかるのですから。**

毎日私たちの糧となり、パワーの源となっているもの―そう、「食べ物」です。食べ物は物理的に私たちにエネルギーを与えてくれるだけではありません。私たちの人生を変えてしまうほどのパワーも秘めているのです。人生に幸運をもたらす魔法は、あなたのキッチンから始まります！

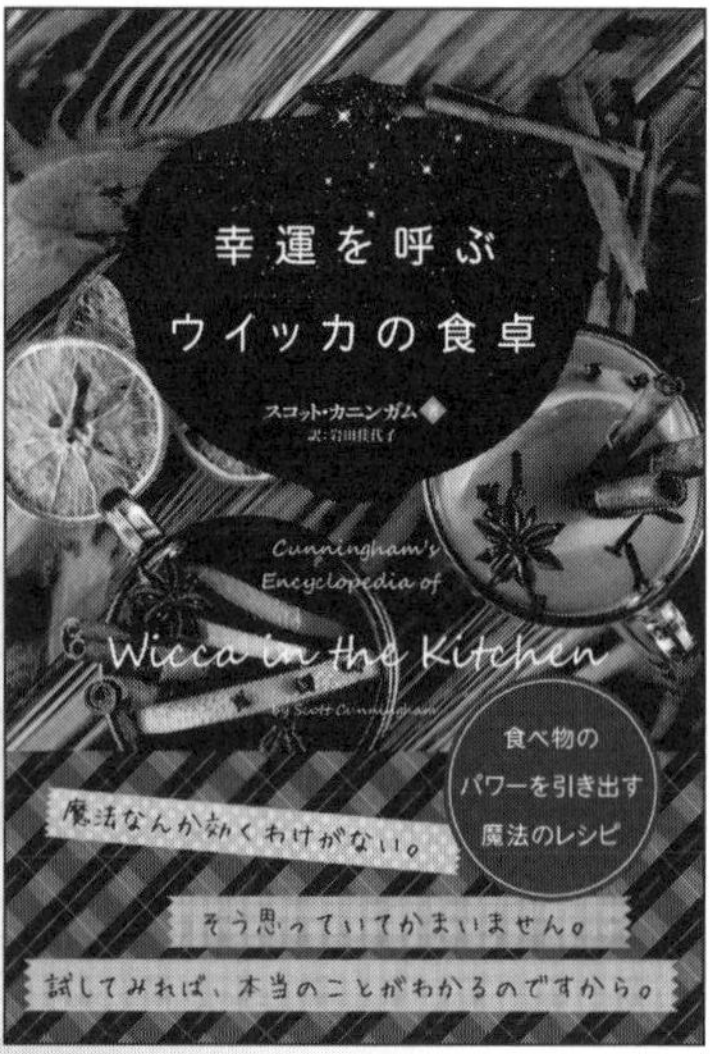

# 関連書

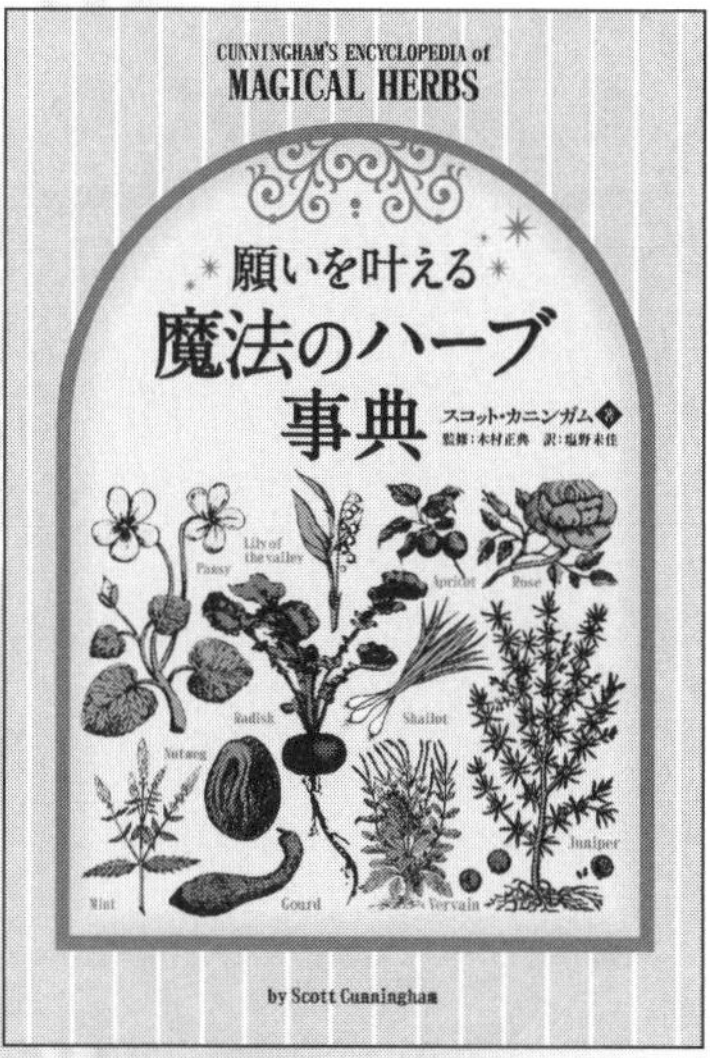


## 願いを叶える魔法のハーブ事典

スコット・カニンガム【著】
ISBN 9784775941294　384ページ
定価：本体価格 1,800円+税

**世界各地で言い伝えられているハーブの「おまじない」やハーブを魔法で使うときに必要な情報を網羅。**
**ハーブの魔法についてさらに知識を深めたい方に最適の一冊。**

◆まわりに埋めると豊かになれるバーベイン
◆持ち歩くと異性を惹きつけるオリス根
◆予知夢を見られるローズバッドティー
など、400種類以上のハーブをご紹介。

## カルペパー　ハーブ事典

ニコラス・カルペパー【著】
ISBN 9784775941508　672ページ
定価：本体価格 3,000円+税

**ハーブ療法を世に広め、民衆を救った**
**ニコラス・カルペパー伝説の書。**
**17世紀より読み継がれついに初邦訳。**

17世紀当時に考えられていたハーブの特徴・効能・支配惑星をイラストと共に紹介。

付録として前著であるEnglsh Physician（一部抜粋）も加え、全672ページ、全ハーブタイトル数329種の大ボリュームで登場。

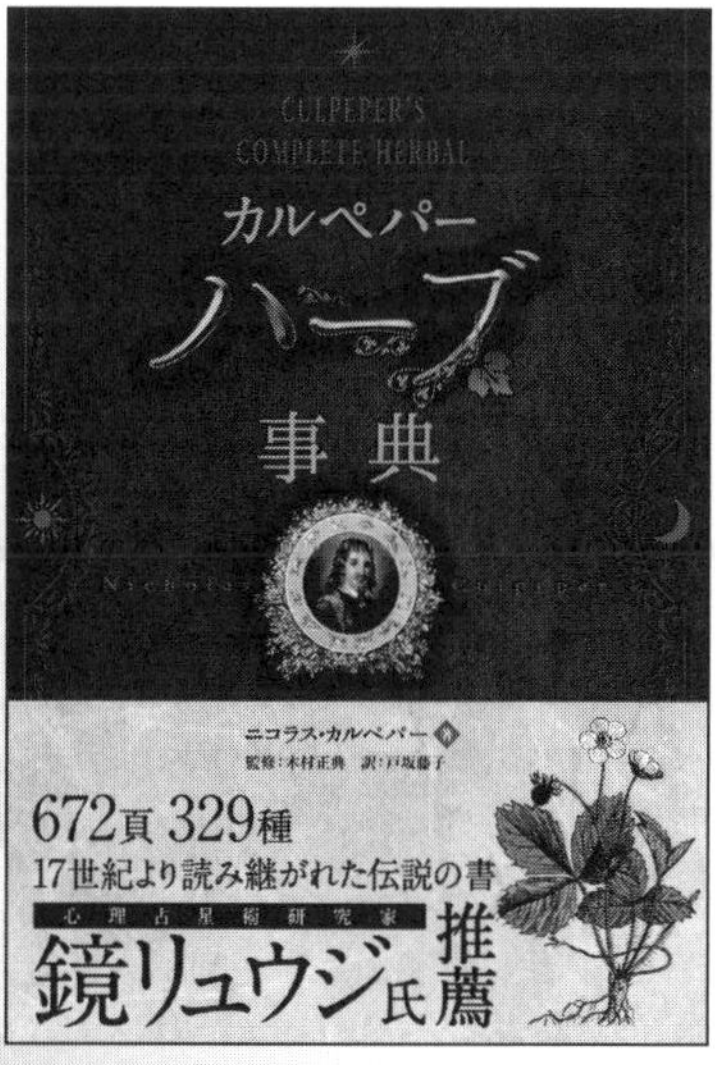

# 関連書

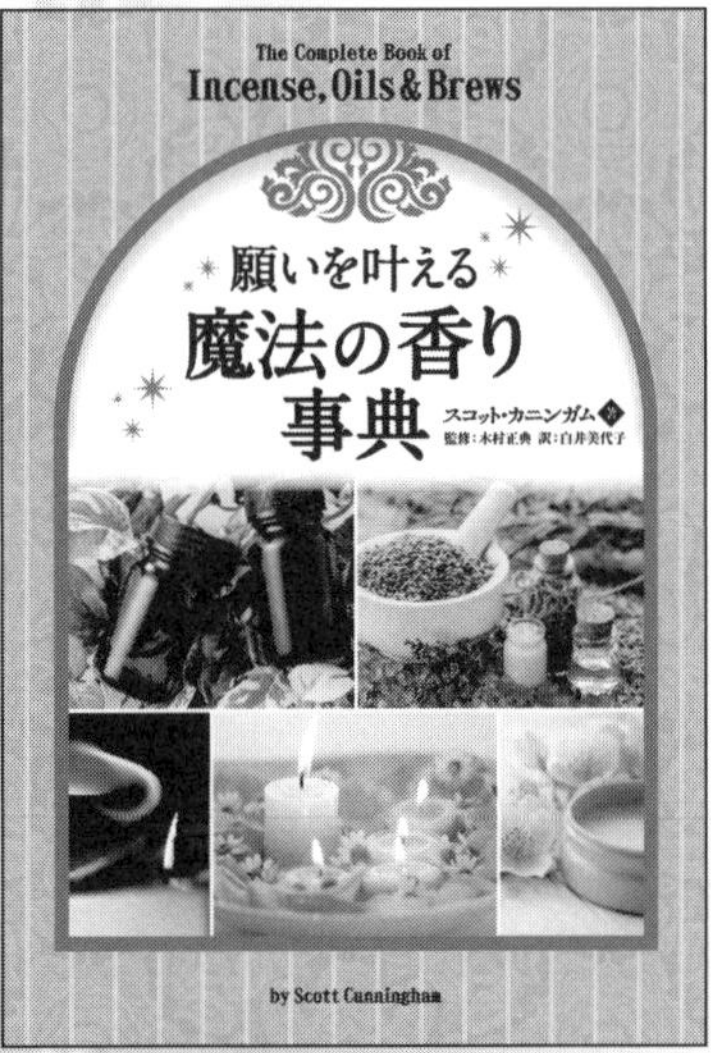


## 願いを叶える
## 魔法の香り事典

ISBN 9784775941515　309ページ
定価：本体 1,800円+税

**古代から受け継がれたレシピをひも解き、ハーブの香りを使って、人生をより豊かにする技を掲載。あらゆるシーンに役立つレシピを惜しみなく紹介した、香り完全ガイド**

◆愛と美貌を手に入れたいなら、「アフロディテ（愛と美の女神）のインセンス」を作る
◆すぐにお金が欲しいなら、パチョリ、シダーウッド、ジンジャーなどのオイルをブレンド

など、300種類以上のレシピをご紹介。

## 願いを叶える
## 魔法のパワーアイテム事典
### 113のパワーストーンと
### 16のメタルが生み出す地球の力

ISBN 9784775941522　312ページ
定価：本体 1,800円+税

**第4弾は自然に存在する石や金属に関するもの。**


パワーストーンとメタルそれぞれ解説にとどまらず、組み合わせによる効能についても考察。

石や金属を身に着けると、それは私たちの潜在意識にはたらきかけパワーを注ぎ込みます。

そして気がつけば物事が好転している！ 望んだことが実現している！ この変化が魔法です。

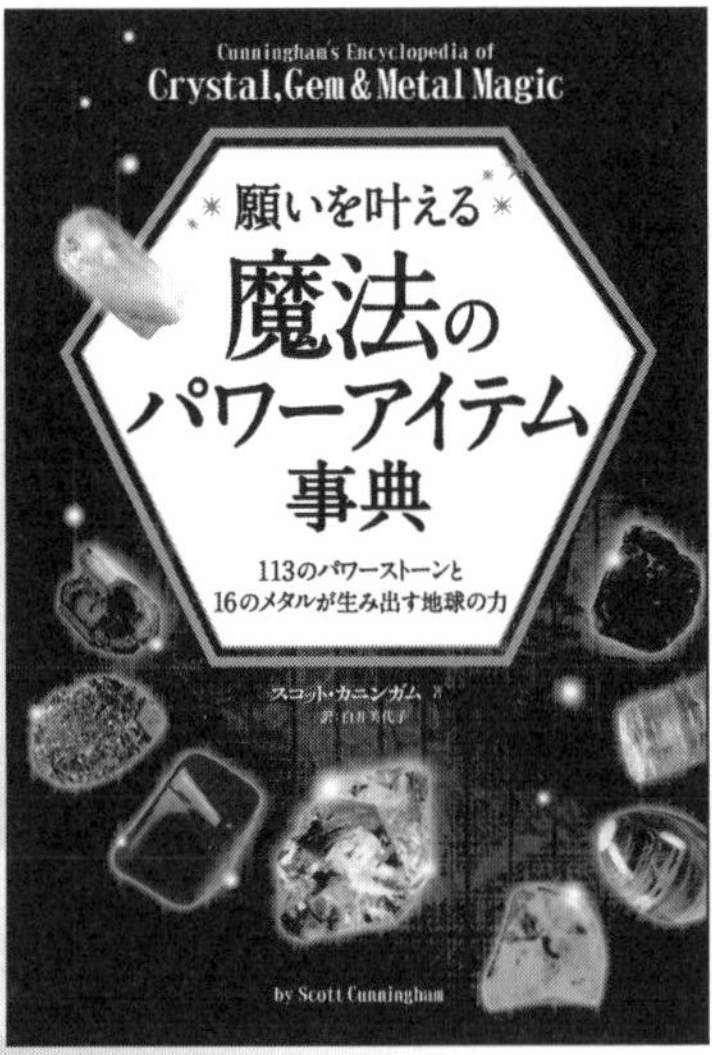